Sabine Eichhorn

Regulationsstörungen. Exzessives Schreien im Säuglingsalter und Trimenonkoliken

Symptome, Zusammenhänge, Ursachen, Behandlungsmöglichkeiten und Hilfsangebote

GRIN Verlag

Bibliografische Information der Deutschen Nationalbibliothek:

Die Deutsche Bibliothek verzeichnet diese Publikation in der Deutschen Nationalbibliografie; detaillierte bibliografische Daten sind im Internet über http://dnb.d-nb.de/ abrufbar.

Impressum:

Druck und Bindung: Books on Demand GmbH, Norderstedt Germany
ISBN: 978-3-656-70925-1

Dieses Buch bei GRIN:

http://www.grin.com/de/e-book/276412/regulationsstoerungen-exzessives-schreien-im-saeuglingsalter-und-trimenonkoliken

B.A. Social-, Healthcare- and Educationmanagement
Jahrgang 2013/2016

Regulationsstörungen: Exzessives Schreien im Säuglingsalter und Trimenonkoliken-Symptome, Zusammenhänge, Ursachen, Behandlungsmöglichkeiten und Hilfsangebote

Verfasser/in:
Sabine Eichhorn

Zeitraum der Studienarbeit:
03.02.2014 – 29.07.2014

Vorwort

Ursprünglich hatte ich vor, meine Studienarbeit sowie alle weiteren Arbeiten zum Thema „Aromapflege in der Psychiatrie" zu schreiben. Als Gesundheits- und Krankenpflegerin in einer psychiatrischen Tagesklinik hätte sich dieses Thema angeboten und ist im täglichen Arbeitsgeschehen hochaktuell und wird gerne angewandt. Nach dem ersten Drittel des Studiums hat sich dann eine Schwangerschaft eingestellt, mit der ich nicht gerechnet hatte und damit natürlich auch die Elternzeit, die ich voll auszuschöpfen gedenke. Das Ursprungsthema stand auf einmal nicht mehr zur Verfügung, zumal ich auch auf längere Zeit keinen Kontakt mehr zu den erforderlichen Mitteln und zu den zu behandelnden Menschen haben werde. Gesegnet mit einem Säugling, der gastrointestinal sehr anfällig war, ständig von Koliken geplagt und auch sonst häufig am Weinen oder Schreien, musste ich feststellen, dass es zum Thema Trimenonkoliken kaum Studien und überhaupt keine zusammenhängende Literatur gibt. Auch zum Thema Regulationsstörungen gab es nur wenig und das meiste war dann eher Fachliteratur für angehende Ärzte- von Allgemeinverständlichkeit für Otto Normalverbraucher und praktischen Tips konnte keine Rede sein. Ansonsten konnte man sich einzelne Artikel in verschiedenen Büchern über Kinderkrankheiten oder in Zeitschriften wie Elternratgebern zusammen suchen. Mit viel Geduld haben sich dann auch zwei internationale Studien zum Thema gefunden, sich daraus ein zufriedenstellendes Resultat zu bilden war eine große Herausforderung. Selbst die Bibliothekarin der wissenschaftlichen Bibliothek meines Arbeitgebers war erschrocken - auch sie mit ihren vielen Zugängen und Verbindungen konnte nicht viel zu speziell dieser Thematik finden. So entstand zusammen mit meiner Pflegedienstleitung, der Bibliothekarin und meiner Hebamme die Idee, vorhandenes Wissen zusammenzutragen und eine kleine Informationsbroschüre für betroffene Mütter zu erstellen. Diese soll aktuelles ebenso wie älteres Wissen über die Symptome, Ursachen, Zusammenhänge und Behandlungsmöglichkeiten der genannten Störungs- und Krankheitsbilder enthalten. Sie soll den Leserinnen ersparen, sich mühsam durch diverse Bücher lesen zu müssen zu einem Zeitpunkt, an welchem sie in der Regel weder die Zeit noch genügend Nerven dafür haben. Alles Wissenswerte soll auf wenigen Seiten zusammengefasst und zur Verfügung gestellt werden, so dass man in wenigen Augenblicken alle Informationen bekommen kann, die benötigt werden und welche hilfreich sein können. Zur Auslage kann die Broschüre in Hebammenpraxen sowie bei Kinderärzten kommen und auch unsere wissenschaftliche Bibliothek ist an einer Ausgabe interessiert- ebenso wie die Mutter-Kind-Stationen. Ebenfalls zu überlegen wäre an eine Veröffentlichung, beispielsweise im GRIN-Verlag, um jeder interessierten oder betroffenen Mutter den Zugang zu ermöglichen. Mit der vorliegenden Studienarbeit ist der erste Schritt getan, die Literaturrecherche hat sich erwartungsgemäß nicht leicht gestaltet und umso zufriedener bin ich selbst mit dem vorliegenden Ergebnis. Ich selbst wäre froh gewesen, hätte mir vor einigen Monaten etwas in dieser Art vorgelegen- es hätte mir sicher vieles leichter gemacht. Widmen möchte ich diese Arbeit- auch wenn es nicht unbedingt üblich ist- meiner Schwester Kathrin. Sie hat im Juli diesen Jahres entbunden und war die erste, die einen Ausdruck erhalten hat. Bleibt zu wünschen, dass diese Lektüre für sie in mancher Hinsicht ein interessantes Nachschlagewerk sein kann, aber dennoch nicht wirklich gebraucht wird...

Birkenau, den 29. Juli 2014 Sabine Eichhorn

Inhaltsverzeichnis

Seite

Abbildungsverzeichnis

Seite

Tabellenverzeichnis

Seite

Abkürzungen

Abk.	Abkürzung
Bsp.	Beispiel
bzw.	beziehungsweise
et al.	et alii bzw. et aliae
ff	fortfolgend
i.d.R.	in der Regel
vgl.	vergleiche
z.B.	zum Beispiel

1. Einleitung

Wurde früher angenommen, es handle sich bei "Dreimonatskoliken" ausschließlich um eine gastrointestinale Störung, die - bedingt durch die Unreife des Darms - sich nach etwa drei Monaten von alleine wieder reguliert, so zeigen neuere Studien, dass die " Dreimonatskolik " mit all ihren Begleiterscheinungen durch viele verschiedene Faktoren ausgelöst wird. Sie wird heute als Regulationsstörung bezeichnet, die sich außer in exzessivem Schreien häufig auch in Fütterungs- und Schlafstörungen äußert.
Die Regulationsstörungen (veraltet: Trimenon[1]- bzw. Dreimonatskoliken) der kleinen Säuglinge sind für alle Betroffenen ein belastendes Problem, für das die konventionelle Medizin selten befriedigende Erklärungen oder Lösungen anbietet. Schreiende Babys versetzen Eltern in Alarmbereitschaft, was den Alltag auf Dauer erheblich erschwert. Da sich diese Babys kaum beruhigen lassen, treten auf Seiten der Eltern Schuld-, Ohnmachtsgefühle und Versagensängste auf, was das frische Elternglück stark einschränken kann. Auf Dauer können sogar - durch stressbedingte gegenseitige Schuldzuweisungen- partnerschaftliche Probleme entstehen.
Die unter Streß stehenden Eltern reagieren zunehmend heftiger, wenn ihr Baby nicht auf Beruhigungsversuche reagiert und stetig weiter schreit. Mehrere Studien belegen, dass Schreibabys in besonderem Maße gefährdet sind, ein Schütteltrauma zu erleiden, wenn unwissende Eltern es in ihrer Verzweiflung schütteln. Innerhalb kürzester Zeit kann das Baby dadurch lebensbedrohliche Verletzungen erleiden: Schüttelt man ein Baby, während man es am Rumpf oder unter den Achseln hält, schleudert sein Kopf unkontrolliert von vorne nach hinten. Die Nackenmuskulatur bei Säuglingen und Babys ist noch nicht gut ausgebildet und der Kopf macht bei Babys einen großen Teil des Körpergewichts aus. Dadurch bewegt sich die Gehirnmasse hin und her, wodurch Blutgefäße und Nervenbahnen reißen können- in der Folge kann es zu Hirnverletzungen wie Einblutungen, Quetschungen, Prellungen und anderen Traumata kommen. Auch Blutungen an der Augennetzhaut sind möglich, die zu Sehstörungen oder sogar zu Blindheit führen können.
In Deutschland werden etwa 400 Fälle von Schütteltraumen jährlich diagnostiziert. Die Dunkelziffer dürfte entsprechend höher liegen, da die durch Schütteltraumata ausgelösten Verletzungen nicht immer von akzidentell entstandenen zu unterscheiden sind. Die Eltern halten sich die Ursachen betreffend aus Scham oder Angst vor Konsequenzen

[1] Trimenonkolik von griech.: tri- = drei- und mensis = Monat, Dreimonatskolik

unter Umständen bedeckt. Fast 25% der Kinder können nicht mehr gerettet werden, viele leiden unter schwerwiegenden Folgeschäden.
Als Mutter eines Schreibabys ist es nahezu unmöglich, spezielle und gebündelte Informationen zu genau diesem Thema z.B. in Form einer Broschüre oder eines Flyers zu bekommen, womit man sich vorab informieren und die erste Verunsicherung überwinden könnte.

Es ergeben sich folgende Forschungsfragen:

1. Bestehen Zusammenhänge zwischen Trimenonkoliken und Regulationsstörungen?
2. Wie lassen sich Trimenonkoliken und Regulationsstörungen behandeln?
3. Kann eine generell ausgiebigere Informationen von Eltern zu diesem Thema ungünstige Folgen vermeiden helfen?
4. Kann eine ausgiebigere Information von Eltern helfen, den rechtzeitigen Entschluss zur Inanspruchnahme therapeutischer Möglichkeiten zu fördern, bevor ungünstige Folgen entstehen?

Die vorliegende Arbeit soll Interessierten oder Betroffenen alle relevanten Informationen zusammengefasst zur Verfügung stellen sowie in komprimierter Form Behandlungsmöglichkeiten und Hilfsangebote aufzeigen.
In der gängigen Literatur finden sich häufig nur kurze Artikel zu diesem Thema, die es nicht umfassend abhandeln und viele Fragen offen lassen. Die Zeit, sich Informationen durch ausgiebige Suche selbst zu beschaffen, haben Eltern in dieser Situation in der Regel nicht. Dies zu ändern war die Motivation, dieses nicht ganz einfache Thema zu wählen und zusammenzutragen, was Forschung und Literatur der letzten Jahre zu bieten haben.

2. Definition Trimenonkolik, Regulationsstörungen und exzessives Schreien

2.1. Trimenon- bzw. "Dreimonatskoliken"

Das Störungsbild der Trimenonkolik beginnt meist innerhalb der zweiten Lebenswoche und bildet sich in den meisten Fällen zwischen dem dritten und vierten Lebensmonat wieder zurück. Aufgrund des zeitlichen Auftretens und der unbewiesenen Vermutung, dass eine Kolik Ursache der Beschwerden des Säuglings sein könnte, wird das Störungsbild als Dreimonatskolik bezeichnet. Charakteristisch ist die Unruhe, die in ein paroxysmales, gequältes Weinen der betroffenen Kinder übergeht. Die Symptomatik setzt kurz nach dem Stillen oder der Flaschennahrung ein und nimmt gegen Nachmittag und Abend zu, wobei die Kinder herzzerreißend schreien, die Beine anziehen, Fäustchen machen, sich krümmen und oft nach Nahrung zu suchen scheinen. Der Arzt findet häufig ein aufgetriebenes Abdomen mit viel Luft und ein Rumoren in den Därmen. Entsprechend bessern Aufstoßen und Blähungsabgang- wenn auch nur vorübergehend- die Beschwerden. Als Ursache werden eine physiologische Unreife des Magen-Darm-Traktes, eine Prädisposition zur Muskelhypertonie, Hunger, Fehler beim Füttern der Kinder, Allergien sowie auch eine Reaktion auf ein angespanntes, familiäres Umfeld diskutiert. Erfahrungsgemäß trinken die betroffenen Kinder sehr hastig und schlucken dabei zu viel Luft, was dann zu den Blähungskoliken führt. Trotzdem vermutet man heute, dass Bauchschmerzen nur ein Teil der Ursachen sind. So sieht der Magen-Darm-Trakt im Röntgenbild bei "Kolikbabys" nicht anders aus als der von Babys ohne Schreiattacken- er enthält z.B. nicht mehr Gas. Auch leiden mit Flaschennahrung aufgezogene Kinder nicht häufiger an Dreimonatskoliken als Stillkinder, was gegen Nahrungsunverträglichkeiten als Ursache spricht. Interessanterweise beginnen auch bei Frühgeborenen die Koliken erst 2 Wochen nach dem errechneten Geburtstermin[2].

Während der ersten drei Lebensmonate sind etwa – je nach Ausprägungsgrad und Beschwerdebild- zwischen 16 und 29 Prozent aller Säuglinge betroffen. Bei ungefähr 8 Prozent bleiben die Störungsbilder auch nach dem dritten Monat weiter bestehen[3].

---

[2] Vgl. Schellenberg, Isabella und Christian (2012): Kinderkrankheiten von A-Z, 2.Auflage, Trias Verlag Stuttgart, Seite 115-116

[3] Vgl. St. James-Roberts, Ian und Halil, Tony (1991): Infant crying patterns in the first year: Normal community and Clinical Findings. In: J. Child Psychol. Psychiatry Vol. 32, No.6, Seite 951-968

Ronald Illingworth untersuchte 1954 in einer der frühesten Studien, die sich mit exzessivem Schreien befassten, 50 Säuglinge, die an rhythmisch auftretenden, unstillbaren Schreiattacken ohne erkennbare Ursache litten. Er sprach nach Abschluss seiner Studien von Dreimonatskoliken („three months' colic"), da bei den meisten Säuglingen die Schreiepisoden mit Ablauf des dritten Lebensmonats wieder nach ließen. Das Wort „Kolik" ist abgeleitet aus dem griechischen Wort „Kolon", das im medizinischen Sprachgebrauch den Darm bezeichnet und impliziert eine Störung des Magen-Darm-Traktes als Ursache exzessiven Schreiens. Diese Annahme konnte in den letzten Jahrzehnten allerdings nicht sicher nachgewiesen werden. Der Ausdruck „Dreimonatskolik" wird deshalb von vielen Autoren als eine mögliche Fehlbezeichnung verstanden[4].
Im ersten Lebenshalbjahr verdoppelt der menschliche Säugling sein Körpergewicht. Dieses intensive Wachsen und Gedeihen impliziert eine starke Aktivität des kindlichen Darms sowie sein einwandfreies Funktionieren. Eine gestörte Funktion des kindlichen Magen-Darm-Traktes oder eine mögliche Unreife desselben kann auf unterschiedliche Arten zu krampfartigen Bauchschmerzen führen: Zum einen kann eine starke Peristaltik des kindlichen Darms direkt Krämpfe verursachen, zum anderen kann unzureichende Darmmotilität (verlangsamte Peristaltik) starke Gasentwicklung begünstigen und zu einem aufgetriebenen Abdomen mit Blähungen führen. Des Weiteren wird als Ursache das Ess- bzw. Trinkverhalten des Säuglings als mögliche Ursache diskutiert. Zu schnelles Trinken, das Aufnehmen zu großer Nahrungsmengen sowie das Schlucken größerer Mengen Luft während des Trinkens können übermäßiges Entstehen von Darmgasen begünstigen. Die These, dass Koliken die Ursache für die Schreistörungen sind, belegt auch eine Studie, die sich mit der Darmflora betroffener Säuglinge befasst hat. Diejenigen Säuglinge, die durch übermäßiges Schreien auffielen, waren auch diejenigen, in deren Stuhl sich vermehrt Proteobacteria nachweisen ließ. Zu diesen gehören Bakterien, welche im Verdauungsprozeß vermehrt Gase als Stoffwechselabfallprodukte bilden und so zu vermehrten Blähungen führen können.[5] Während der ersten Lebenswochen sind außerdem einige verdauungsaktive Enzyme wie z.B. die Pankreasamylase oder die

---

[4] Vgl. Herman, Martin und Le, Audrey (2007): The Crying Infant. Emergency Medicine Clinics of North America, Ausgabe 12 : Seite 1137–1159

[5] De Weerth, Carolina et al (2012): Intestinal Microbiota of Infants With Colic: Development and specific Signatures. Pediatrics 2013, Vol.131, No.2, Seite 361 ff

Lactase noch nicht in ausreichendem Maße vorhanden, was ebenfalls zu vermehrter Darmgasbildung und in der Folge zu Koliken führen kann[6].

Daneben könnte auch eine Nahrungsmittelunverträglichkeit das Schmerzempfinden auslösen. Hierbei spielt es keine Rolle, ob das Kind gestillt oder mit dem Fläschchen ernährt wird, denn auch die Muttermilch ist ganz unterschiedlich zusammen gesetzt-abhängig von der Ernährung der Mutter. Die Trimenonkoliken können des Weiteren durch eine Laktose-Intoleranz ausgelöst werden. All diese Ursachen lassen sich ausschließlich durch einen Arzt abklären. Auch Blähungen an sich können der Grund für die Schreiattacken sein. Von Blähungen sind viele Babys in unterschiedlichen Intervallen betroffen, besonders bei Nahrungsumstellungen, Einführen, Ändern oder Erweitern der Beikost oder während des Zahnens. Einige Babys haben jedoch regelmäßig und täglich durch Blähungen verursachte Beschwerden, was bezeichnend für die Dreimonatskolik ist. Gefördert werden können die Beschwerden außerdem durch das häufige und ausdauernde Schreien, bei dem ebenfalls Luft geschluckt wird- ein Teufelskreis beginnt. Eine weitere, meist unterschätzte Ursache ist der Reflux, beziehungsweise die Refluxkrankheit. Hierbei läuft die Nahrung zusammen mit Magensäure über die Speiseröhre zurück in den Mund. Betroffene Babys speien über die übliche Menge hinaus und das noch bis zu 2 Stunden nach der Mahlzeit. Es kommt in der Folge zu schmerzhaftem Sodbrennen, die Babys verweigern die Nahrung oder überstrecken den Kopf nach hinten. In der Regel ist dies ein vorübergehendes Problem, das sich während des ersten Lebensjahres von selbst verwächst, es kann aber in schweren Fällen Krankheitswert annehmen. Kommt es zu einem regelmäßigen Reflux, kann die Speiseröhre stark angegriffen werden und es kann zu Entzündungen kommen. Eine weitere Ursache könnte in physischen Schmerzen begründet sein, unter welchem manche Säuglinge unerkannt leiden. Hier wäre das Kiss- oder Kid-Syndrom zu nennen, welches häufig nach langen oder schweren Geburten auftritt.

2.2. Regulationsstörungen im Säuglingsalter

Regulationsstörungen im Säuglingsalter[7] und der frühen Kindheit umfassen nicht nur Schrei- sondern auch Schlaf- und Fütterungsstörungen. Sie gehören somit zu den häu-

---

[6] Voitl, Peter (2012): Kinderkrankheiten von A-Z, 1. Auflage, Verlagshaus der Ärzte Wien, Seite 74-75

[7] Als Säugling wird ein Kind im ersten Lebensjahr bezeichnet. Quelle: Pschyrembel De Gruyter Verlag 2013

figsten Problemen und betreffen 20-25 Prozent aller ansonsten gesunden Kinder. Die Entwicklung der Säuglinge und Kleinkinder geht in der Regel- gerade in schwierigen Entwicklungsphasen- nicht still und unbemerkt vonstatten, sondern geht meist mit mehr oder weniger stark ausgeprägten Störungen einher. Zu jedem Entwicklungsschritt innerhalb der ersten Wochen, Monate und Jahre gehören phasentypische Schwierigkeiten und Probleme:

Tabelle 1:

Alter	Entwicklungsaufgaben	Phasentypische Probleme
0-3 Monate	Nahrungsaufnahme/Verdauung (Hunger – Sättigung) Regulation der Verhaltenszustände (Schlaf – Wach – Organisation)	Exzessives Schreien mit Problemen der Schlaf – Wach - Organisation
3-7 Monate	Nahrungsaufnahme: Zufüttern (Anpassung an neuen Modus, Geschmack) Regulation von Aufmerksamkeit, Affekt - im Spiel, Zwiegespräch	Unruhe, Spielunlust, Gereiztheit
7-9 Monate	Beginn eigenständige Fortbewegung, personenspezifische Bindung	Exzessives Klammern, Trennungsangst, Fremdenangst, sozialer Rückzug
15-18 Monate	Schlaf: Angstträume, Wortschatzspurt, Selber essen, Selbsterkennen im Spiegel	Exzessives Trotzen, aggressiv-oppositionelles Verhalten

Dem Begriff Regulationsstörungen liegt die Auffassung zugrunde, dass reife Neugeborene über eine biologisch vorgegebene, später immer differenziertere, auch psychisch mitbestimmte Fähigkeit zur Selbstregulation in den Bereichen Schlaf, Nahrungsaufnahme und Affektivität verfügen. Der Säugling hat von Geburt aus gewisse Fähigkeiten, sich selbst zu beruhigen. Sie müssen allerdings durch das Vorbild der Eltern weiter gefestigt und gestärkt werden, das Kind benötigt deren koregulative Unterstützung. Es gibt allerdings Säuglinge, die diese Fähigkeiten während der ersten drei Lebensmonate nur ungenügend besitzen und größte Mühe haben, sich selbst zu regulieren. Sie benötigen in besonderem Maß Hilfe durch die Koregulationsfähigkeiten der Eltern. In der Regel sind gleichzeitig mehrere Bereiche der Verhaltensregulation betroffen, wie z.B. das gemeinsame Auftreten von Schrei- und Schlafstörungen oder Schrei- und Fütterungsstörungen. In repräsentativen Stichproben von termingerecht geborenen, körperlich gesunden Säuglingen präsentieren sie sich bei etwa jedem vierten bis fünften Kind, d.h. bei 20

– 25 % der Säuglinge. Bei der Mehrzahl dieser Kinder besteht die Störung nur während der ersten drei bis vier Lebensmonate und verliert sich dann wieder von alleine. Nur bei etwa 8 Prozent hält die Symptomatik länger an und setzt sich in Zusammenhang mit späteren Entwicklungs- und Anpassungsaufgaben fort.

Als Regulationsstörung beim Säugling (früher teilweise auch Dreimonatskoliken genannt) wird das Unvermögen eines Säuglings beschrieben, sein Verhalten in einem oder mehreren Bereichen selbst zu regulieren. Säuglinge und Kleinkinder benötigen die Hilfe der Bezugspersonen und sind auf stattfindende Interaktionen mit ihren Eltern angewiesen, um ihr Verhalten angemessen regulieren zu können. Häufig gehen Regulationsstörungen deshalb mit Störungen der Eltern-Kind-Bindung und Beziehung einher, wenn die Eltern durch gestörte Interaktionen nicht mehr als ausgleichendes Vorbild dienen können[8].

Eine Regulationsstörung liegt dann vor, wenn zusätzlich zu den Verhaltensauffälligkeiten des Kindes auch ein akutes oder chronisches Überlastungssyndrom der Bezugspersonen und belastende, dysfunktionale Eltern-Kind-Interaktionen bestehen. So stellt Mechthild Papoušek, bis 2005 Leiterin der Forschungs- und Beratungsstelle „Frühentwicklung und Kommunikation" am Kinderzentrum München fest, „dass eine alterstypische Symptomtrias vorhanden ist, die bei allen Regulationsstörungen im Säuglingsalter zu beobachten sei". Es sind von der Störung also immer mehrere und unterschiedliche Bereiche betroffen:

- das Kind ist verhaltensauffällig (z.B. Fütterungsstörungen, exzessives Schreien)
- die Mutter oder beide Eltern sind überfordert durch den Umgang mit dem Kind
- es bestehen dysfunktionale Interaktionsmuster- die Kommunikation sowie die Interaktionen zwischen den Eltern und ihrem Säugling ist aufgrund der Verhaltensauffälligkeiten gestört, was auf Dauer die Bindung belastet.[9]

---

[8] Vgl. Deutsche Gesellschaft für Kinder- und Jugendpsychiatrie und Psychotherapie (2003): Leitlinien zur Diagnostik und Therapie von psychischen Störungen im Säuglings-, Kindes- und Jugendalter, 2. überarbeitete Auflage, Deutscher Ärzte Verlag Köln-Lövenich, Seite 351-354

[9] Vgl. Papoušek, Mechthild, Schieche, Michael, Wurmser, Harald(2004): Regulationsstörungen der frühen Kindheit. Frühe Risiken und Hilfen im Entwicklungskontext der Eltern-Kind-Beziehungen, 1. Auflage, Verlag Hans Huber, Bern, Seite 49-52

2.3. Leitsymptome von Regulationsstörungen

Leitsymptome[10] des exzessiven Schreiens:

- akut auftretende Schreiattacken oder Phasen motorischer Unruhe ohne erkennbaren Grund
- Fehlendes Ansprechen auf angemessene Beruhigungshilfen
- Kurze Tagschlafphasen (meist < 30 Minuten Dauer), ausgeprägte (Wieder-)Einschlafprobleme
- Auftreten der Symptomatik meist in den Abendstunden oder am späten Nachmittag
- jeden Abend auftretende Überreizung/Übermüdung
- Evtl. geblähtes Abdomen, hochrote Haut- und Gesichtsfarbe, angespannte Muskulatur (klinisches Syndrom der sogenannten "Säuglingskoliken")

Um heraus zu finden, ob es sich um ein Schreibaby handelt, kann man sich die Schreiepisoden betreffend an die sogenannte Dreierregel von Morris Wessel et al. (1954) halten: Er beschreibt den exzessiv schreienden Säugling als ein ansonsten körperlich gesundes und gut genährtes Kind, welches eine durchschnittliche Schreidauer von mehr als 3 Stunden am Tag an mindestens 3 Tagen in der Woche über einen Zeitraum von mindestens 3 Wochen erfüllt.
Noch nicht endgültig erforscht und belegt ist der ursächliche Grund des exzessiven Schreiens. Diskutiert werden eine Reihe körperlicher, psychischer und sozialer Faktoren, von denen mehrere parallel auftreten können. Ein allgemein gültiges, ursächliches Modell extistiert allerdings nicht. Viele Autoren betonen die Bedeutung des Zusammenspiels mehrerer Faktoren und weisen darauf hin, dass verschiedene gemeinsam auftretende Faktoren sich gegenseitig verstärken können.

Leitsymptome von Schlafstörungen:

- Einschlaf- bzw. Wiedereinschlafprobleme und verzögerte Einschlafdauer
- Zum Einschlafen wird generell die Hilfe der Bezugsperson benötigt und es nimmt viel Zeit in Anspruch (> 20 Minuten)

---

[10] Als Leitsymptome, auch Kardinalsymptome genannt, bezeichnet man besonders auffällige Symptome einer Erkrankung, welche vom Patienten primär wahrgenommen werden und dem Arzt bei der Diagnosefindung helfen.

- Wiederholtes nächtliches Aufwachen, begleitet von Schreien und motorischer Unruhe
- Schlafen ist nur im Bett der Eltern möglich und wird von diesen als störend empfunden
- es stellt sich kein circadianer Rhythmus ein, die Schlaf-Wach-Phasen sind unregelmäßig und verschoben

Leitsymptome von Fütterungsstörungen

- Nahrungsverweigerung, manchmal einhergehend mit Abwehrreaktionen
- Rumination [11]/ Erbrechen
- provokatives Essverhalten, sofern von den Eltern so empfunden
- altersunangemessenes Essverhalten
- bizarre Essgewohnheiten, es werden beispielsweise nur bestimmte Nahrungsmittel akzeptiert oder es wird z.B. nur auf dem Arm der Mutter gegessen
- Art und Weise der Fütterung findet in altersunangemessenem Kontext statt (z.B. hinsichtlich Fütterungsposition, Fütterungszeit)
- Schluck-, Kau- und Saugprobleme, Gedeihstörungen[12]

2.4. Exzessives Schreien bzw. das "Schreibaby" allgemein

Ein Säugling ist vom Zeitpunkt seiner Geburt an schon mit Fähigkeiten ausgestattet, die ihm helfen, sein Überleben zu sichern und mit seiner Umwelt sowie seinen Bezugspersonen in Kontakt zu treten und auf gewisse Weise zu kommunizieren. Von allen Ausdrucksmöglichkeiten, die einem Säugling zur Verfügung stehen, ist das Schreien die durchdringendste und wichtigste Form. Auf das Schreien eines Babys reagiert von Natur aus jeder Erwachsene auf die eine oder andere Art und Weise. Der Säugling drückt mit diesem Alarmsignal Bedürfnisse wie Hunger oder Durst aus, den Wunsch nach körperli-

---

[11] Rumination=Heraufwürgen von Essen, das sich bereits im Magen befand und wiederholtes Schlucken, Essstörung der frühesten Kindheit, auch Meryzismus. Quelle: Pschyrembel, De Gruyter Verlag 2013

[12] Papoušek, Mechthild, Schieche, Michael, Wurmser, Harald(2004): Regulationsstörungen der frühen Kindheit. Frühe Risiken und Hilfen im Entwicklungskontext der Eltern-Kind-Beziehungen, 1. Auflage, Verlag Hans Huber, Bern, Seite 111-116

cher Nähe, Präsenz und Schutz oder auch einfach das Bedürfnis nach Ruhe, wenn er keine weiteren Reize mehr verarbeiten kann. Schreien gehört also zum normalen Verhaltensrepertoire eines Säuglings. Wie häufig, ausdauernd und laut Babys schreien, ist von Kind zu Kind unterschiedlich. Manche Babys tun sich allerdings schwer damit, ihren Rhythmus zwischen Schlafen und Wachsein zu finden, selbständig einzuschlafen oder sich selbst zu beruhigen. Sie schreien häufig ohne erkennbaren Grund und kommen nur mit elterlicher Hilfe zur Ruhe. Unter einem Schreibaby versteht man ein Kind, welches die Kriterien nach Wessel erfüllt und für Beruhigungsversuche der Eltern in dieser Situation nicht mehr zugänglich ist.

Krankheitsanzeichen oder andere Symptome lassen sich normalerweise nicht erkennen und die Eltern sind innerhalb kürzester Zeit verunsichert und ratlos. Schreibabys schreien meist schon ab dem Tag ihrer Geburt exzessiv. Diese Schreiepisoden steigern sich kontinuierlich bis zur zweiten Lebenswoche und bleiben dann bis etwa zum Ende des dritten Lebensmonats auf diesem Niveau bestehen. Je nach Alter und Ausprägungsgrad sind etwa 8-29 Prozent aller gesunden Säuglinge und Kinder betroffen. Meist ist die Intensität und Häufigkeit der Schreiepisoden in den Abendstunden zwischen der zweiten Lebenswoche und dem Ende des dritten Monats am größten. Sie können in einigen wenigen Fällen aber auch bis zum 6. Lebensmonat und darüber hinaus anhalten.

Das exzessive Schreien ist für das Kind in der Regel eher harmlos und verursacht keine Schäden, stellt aber eine enorme Belastung für die Eltern dar. Die empfundene Hilflosigkeit, Verunsicherung und Ratlosigkeit sowie der durch die durchwachten Nächte entstandene Schlafmangel führen oft zu Anspannung, Frustration, Verzweiflung und Gereiztheit bis hin zu Wut. Dysregulierte kindliche Verhaltenszustände können auf Seiten der Eltern außerdem zu Erschöpfungszuständen, Ohnmachtsgefühlen und Versagensängsten führen. Auch Ablehnung, Selbstvorwürfe oder ängstliche Überfürsorglichkeit können die Folge sein. Wie in Abbildung 2 schematisch dargestellt, besteht das übermäßige Schreien stets gemeinsam mit korrelierenden Folgen, die wiederum aufrechterhaltend oder verstärkend auf die Gesamtproblematik einwirken. Exzessives Schreien und Unruhe belasten zunehmend die Beziehungsgestaltung zwischen Eltern und Kind. Eine ungestörte, positive Interaktion und die damit einhergehende funktionierende Koregulation stellt aber eine wichtige, positive Verstärkung dar. Belastungsfaktoren für das Eltern-Kind-System sind besonders dann kritisch, wenn aufgrund der meist negativen Rückkopplungsprozesse die elterlichen Kompetenzen und ihr intuitives Handeln eingeschränkt oder gehemmt wird und somit nicht mehr ausreichend auf die Bedürfnisse des Kindes eingegangen werden kann. In solchen Fällen fehlt dem Säugling die koregulatorische Unterstützung seiner Eltern. Das gesamte Zusammenspiel der Eltern mit ihrem

Kind kann somit negativ geprägt in einen sich selbst verstärkenden Teufelskreis ungünstiger Interaktionen geraten und es kann in schlimmen Fällen zu Misshandlungen und Vernachlässigungen der betroffenen Kinder kommen oder einer Ablehnung seitens der Eltern. Je länger negative Interaktionen und gestörte Kommunikation und Beziehungsgestaltung zwischen Eltern und Kind besteht und somit positive Erfahrungen fehlen, umso mehr verfestigen und verselbständigen sich negative Interaktionsmuster, welche die Entwicklung langfristig gefährden können[13].

Abbildung 1:

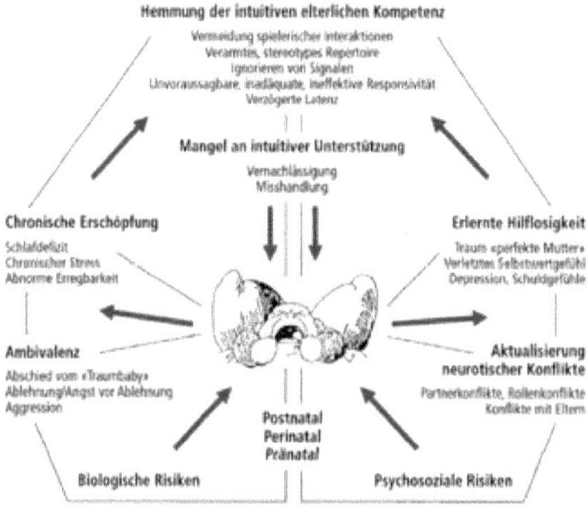

14

[13] Vgl. Bolten, Margarete, Möhler, Eva, von Gontard, Alexander(2012): Psychische Störungen im Säuglings- und Kleinkindalter. Regulations- Fütter- und Schlafstörungen. 1. Auflage, Hogrefe Verlag Göttingen, Seite 101, Seite 125-131

[14] vgl. Bolten, Margarete (2010): Regulationsstörungen der frühen Kindheit: Diagnostische Grundlagen, Behandlungskonzepte und –methoden, abgerufen am 06.06.2014 unter: www.dgvt-fortbildung.de/interaktive-fortbildung/archiv-der-fachartikel/archiv/m-bolten-2010-regulationsstoerungen-der-fruehen-kindheit/

3. Diagnoseerhebung und Diagnosestellung bei Regulationsstörungen und Trimenonkoliken

3.1. Diagnoseerhebung und Anamnese

Es ist unabdingbar, die Eltern in die Therapie und den diagnostischen Prozess einzubeziehen. Deshalb sollte zu Beginn im Rahmen eines anamnestischen Gesprächs die tägliche Dauer, die Verteilung und der Verlauf des exzessiven Schreiens vom Tag der Geburt an bis zum aktuellen Zeitpunkt besprochen und erfasst werden. Es sollte außerdem nach bestehenden, somatischen Erkrankungen gefragt werden. Eine weitere, notwendige Information, welche die Behandler sowie auch die Eltern selbst im Gespräch oder durch Beobachtung erfassen sollten, ist, ob der Säugling über selbstregulatorische Fähigkeiten wie z.B. das Nuckeln oder Saugen an den eigenen Händen, am Schnuller oder anderen Gegenständen verfügt und wie ausgeprägt sich diese darstellen bzw. vom Säugling angewandt werden. Wagen Eltern wegen exzessiven Schreiens den Weg zur Beratung, ist die Belastung meist schon sehr fortgeschritten. Schlafmangel- und Entzug kann zu Dysthymie, Depressionen oder Erschöpfungszuständen führen. Dies wiederrum beeinträchtigt die Interaktionen zwischen Eltern und Kind und kann die schon vorhandene Störung somit verstärken oder aufrecht erhalten. Das anamnestische Erstgespräch mit den Eltern muss sehr feinfühlig von statten gehen, um die aktuelle Belastung richtig beurteilen zu können und gleichzeitig zu vermeiden, dass bei den Eltern Schuld- oder Versagensgefühle aufkommen. In Hinblick auf die Rahmenbedingungen, die die Störung aufrechterhalten, ist es wichtig, dass die Eltern hinsichtlich aktueller Belastungen und Krisen in der Familie, ihren Lebensverhältnissen (in diesem Zusammenhang auch nach einer möglichen sensorischen Überstimulation des Säuglings), ihren Erziehungsvorstellungen und Normen, zurückliegender oder aktueller psychischer Probleme und ihren störungsspezifischen Belastungen und Bedeutungszuschreibungen befragt werden.

Es folgt ein Überblick über die diagnostischen Möglichkeiten, einzelner Anamneseschritte und mögliche Hilfsmittel und Befragungsbögen, die Verwendung finden können:

<u>1. Erfassen der Störung und ihres Ausprägungsgrades</u>

- Erfassen der tageszeitlichen Verteilung und Dauer der Schreiphasen
- Erfassen von Fütterungszeiten und Essgewohnheiten
- Erfassen von Schlafzeiten in der Nacht und tagsüber
- Erfassen von Beginn, Verlauf und Dauer der Schreiepisoden, Erfassung begleitender

Fütterungs- oder Schlafprobleme
- Erfassung der selbstregulatorischen Fähigkeiten des Säuglings (Beobachtung, Anamnese, evtl. videogestützt)

2. Störungsspezifische Entwicklungsgeschichte erfassen:

- Begleitende somatische Erkrankungen oder Behinderungen des Kindes durch den Kinderarzt erfassen bzw. ausschließen lassen
- Belastungen der Mutter (physischer, psychischer oder sozialer Natur) erfassen, insbesondere in der Zeit vor, während und nach der Geburt
- Erfassen von vorhandenen Regulationsstörungen oder anderer Entwicklungsstörungen in der Kindheit der Eltern (Anamnese)

3. Interaktions- und Differentialdiagnostik, weitergehende Diagnostik zur Erfassung der Eltern-Kind-Beziehung

- Erfassen der Fähigkeit und der Art und Weise der Eltern, auf Bedürfnisse und Äußerungen ihres Kindes einzugehen
- Erfassen, ob das Verhalten der Eltern der Situation angemessen ist
- Erfassen von Beziehungsstörungen zwischen Eltern und Kind und dem Vorliegen von negativen Interaktionen
- Erfassen der Schlafgewohnheiten der Familie sowie des Kindes, Erfassen von Einschlafritualen
- Erfassen von Essgewohnheiten, dem altersgerechten Entwicklungsstand, dem Essverhalten des Kindes und seiner Angewohnheiten

4. Störungsaufrechterhaltende Faktoren:

- Erfassen von elterlichen Psychopathologien (auch in der Vergangenheit, insbesondere Depressionen, Angststörungen oder Essstörungen)
- Erfragen der elterlichen Bedeutungszuschreibung und von möglicherweise störenden Gedanken die Regulationsproblematik betreffend
- Einschätzung des Schweregrades der Störung der Eltern-Kind-Beziehung (z. B. Globale Einschätz- Skala der Eltern-Kind-Beziehung, 1999)
- Erfassen von Problemen in der Beziehungsgestaltung der Eltern oder Schwierigkeiten, die mit Eintritt der Elternschaft entstanden sind

(z. B. Partnerschaftsfragebogen PFB; Hahlweg, 1996)
- Erfassen der familiären Lebenssituation und von Krisen
- Erfragen von Erziehungsvorstellungen und Normen der Eltern[15]

5. Ausschlussdiagnosen, also sonstige Diagnosen, bei denen keine Regulationsstörung diagnostiziert werden sollte, sind:

Bei exzessivem Schreien:
- Hirnorganische Schädigungen, die mit einer hierdurch bedingten vermehrten Schrei- und Unruheneigung des Säuglings einhergehen
- Kindesmisshandlung als Ursache von exzessivem Schreien

Bei Schlafstörungen:
- Schlaf-Apnoe-Syndrom
- Hirnorganische Störungen (z.B. cerebrale Anfälle), die den Schlaf-Wach-Rhythmus stören können, sofern die Schlafstörung eindeutig dieser Erkrankung zuzuordnen ist[16]

3.2. Diagnosestellung und Klassifikation

Der ICD-10 hält für frühkindliche Verhaltensauffälligkeiten keine ausreichenden Klassifikationsmöglichkeiten bereit, das exzessive Schreien in frühester Kindheit wird nur ungenügend berücksichtig. Genauer klassifizieren lassen sich diese Störungen mit dem Diagnosemanual „Zero-to-Three“ des National Center for Infants, welches hierzulande als „Diagnostische Klassifikation: 0 - 3. Seelische Gesundheit und entwicklungsbedingte Störungen bei Säuglingen und Kleinkindern“ erhältlich ist.
Hier ist eine multiachsiale Bewertung, also die Einschätzung der Krankheit auf mehreren Ebenen möglich:

---

[15] Vgl. Bolten, Margarete, Möhler, Eva, von Gontard, Alexander(2012): Psychische Störungen im Säuglings- und Kleinkindalter. Regulations- Fütter- und Schlafstörungen. 1. Auflage, Hogrefe Verlag Göttingen, Seite 71-82

[16] Vgl. Deutsche Gesellschaft für Kinder- und Jugendpsychiatrie und Psychotherapie (2003): Leitlinien zur Diagnostik und Therapie von psychischen Störungen im Säuglings-, Kindes- und Jugendalter, 2. überarbeitete Auflage, Deutscher Ärzte Verlag Köln-Lövenich, Seite 453-456

- Klassifikation der Störung des Kindes und ihrer Ausprägung
- Klassifikation der Eltern-Kind-Beziehung
- Medizinisch-neurologische Störungen und Entwicklungsstörungen (nach ICD-10)
- Psychosoziale Belastungsfaktoren
- Emotionales und soziales Funktionsniveau[17]

4. Zusammenhänge von Trimenonkoliken und Regulationsstörungen

Lange wurde angenommen, dass das exzessive Schreien Ausdruck einer gastrointestinalen Störung ist, woraus der Terminus der Dreimonatskolik und der des Kolikschreiens entstanden ist. Mittlerweile wurde jedoch bewiesen, dass gerade einmal 10 Prozent der Schreibabys eine Störung im Magen-Darm-Bereich vorweisen.

Das exzessive Schreien ist vielmehr durch eine Unreife bzw. ein Unvermögen des Säuglings bedingt, sein Verhalten angemessen selbst zu regulieren sowie einer gestörten Eltern-Kind-Interaktion. Bei anhaltendem, exzessiven Schreien, das auch über die ersten zwölf Lebenswochen hinaus besteht, scheint jedoch auch ein durch Veranlagung verursachtes, gehäuftes Vorkommen vorzuliegen. Verschiedene Studien haben versucht, Risikofaktoren, die zum Entstehen von Regulationsstörungen beitragen, diese auslösen oder verursachen können, auszumachen. Papousek & von Hofacker (1998)[18] konnten in einer Studie belegen, dass bei den untersuchten Kindern, die anhaltend auch über den dritten Lebensmonat hinaus geschrien haben, schon während der Schwangerschaft häufiger Stress, Ängste und partnerschaftliche Konflikte vorhanden waren. Diese Belastungen setzten sich nach der Geburt fort oder haben sich verstärkt. Hinzu kamen vermehrtes Auftreten von Psychopathologien der Mutter und soziale Isolation sowie

[17] Vgl. National Center for Infants, Toddlers and Families (Hrsg.)(1999): Diagnostische Klassifikation: 0 - 3. Seelische Gesundheit und entwicklungsbedingte Störungen bei Säuglingen und Kleinkindern. 1. Auflage, Springer Verlag Wien, Seite 26, 50, 54-65

[18] Vgl. Papousek, Margarete, von Hofacker, Nikolaus (1998): Persistent crying in early infancy: a non-trivial condition of risk for the developing mother-infant relationship. Child Care Health Development September 1998, Seite 395-424, abgerufen am 22.07.2014 unter: http://ncbi.nlm.nih.gov/pubmed/9728285

fehlende, innerfamiliäre Unterstützung. St James-Roberts & Conroy (2005) untersuchten zwei Gruppen von Personen und erreichten kein eindeutiges Ergebnis. In der ersten Gruppe war ein gehäuftes Vorkommen von prä- und postnatalen Risikofaktoren wie psychosozialem Streß, innerfamiliären Konflikten sowie somatischen Faktoren wie z.B. erhöhter Herzfrequenz während der Geburt zu beobachten, was innerhalb der zweiten Gruppe allerdings nicht bestätigt werden konnte.[19]

Das exzessive Schreien sowie Regulationsstörungen im Allgemeinen können wohl nicht nur als Probleme in der kindlichen Entwicklung oder als Verhaltensauffälligkeit des Kindes gesehen werden, sondern gehen immer mit einer Überlastung und Überforderung der Eltern sowie negativ geprägter Interaktionen zwischen Eltern und Kind einher. Papoušek und Papoušek (1979) führten deshalb ein entwicklungsdynamisches Modell ein, welches sich an dynamischen Systemtheorien orientiert und auf gemeinsamen Regulationsprozessen zwischen Eltern und Kind in der vorsprachlichen Kommunikation basiert und die Störung in eine diagnostische Trias einordnet. Nimmt man dieses entwicklungsdynamische Modell zu Hilfe, kann man das exzessive Schreien als Störung in der frühkindlichen Verhaltensregulation und Störung der Eltern-Kind-Beziehung interpretieren. Elterliche Intuition, elterliche Kompetenzen sowie selbstregulatorische Fähigkeiten des Säuglings wirken hier zusammen[20].

---

[19] Vgl. Bolten, Margarete (2010): Regulationsstörungen der frühen Kindheit: Diagnostische Grundlagen, Behandlungskonzepte und –methoden, abgerufen am 29.07.2014 unter: http://dgvt-fortbildung.de/interaktive-fortbildung/archiv-der-fachartikel/archiv/m-bolten-2010-regulationsstoerungen-der-fruehen-kindheit/

[20] Vgl. Bolten, Margarete (2010): Regulationsstörungen der frühen Kindheit: Diagnostische Grundlagen, Behandlungskonzepte und –methoden, abgerufen am 21.06.2014 unter: http://dgvt-fortbildung.de/interaktive-fortbildung/archiv-der-fachartikel/archiv/m-bolten-2010-regulationsstoerungen-der-fruehen-kindheit/

Abbildung 2:

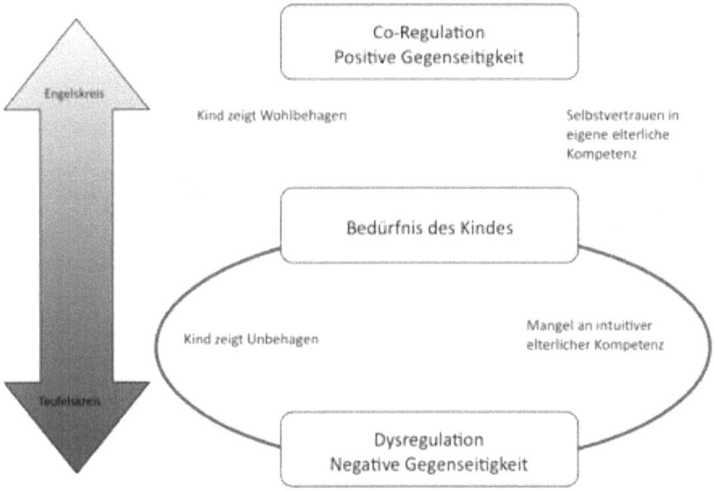

5. Behandlungsmöglichkeiten der Trimenonkolik

So vielfältig die Ursachen für Trimenonkoliken und Regulationsstörungen sein können, so vielfältig gestalten sich auch deren Behandlungsmöglichkeiten. Sie reichen von ambulanten und stationären Therapien über naturheilkundliche Verfahren bis hin zur Psychoanalyse. Wichtig ist das primäre Erstellen einer Diagnose zu Beginn etwaiger Behandlungen durch den Facharzt sowie das Ausschließen oder Erkennen von körperlichen Erkrankungen, Behinderungen oder Beeinträchtigungen jeder Art. In der Folge gilt es, die passenden Ansätze für das jeweilige Eltern-Kind-Paar heraus zu finden.

Auch wenn man nach Sichtung aktueller Literatur sagen kann, dass die Wissenschaft die Dreimonatskoliken für eine Fehlbezeichnung hält und allgemein nur von Regulationsstörungen in ihren unterschiedlichen Ausprägungen gesprochen wird, kann es für betroffene Eltern dennoch wichtig sein, hierfür Behandlungsmöglichkeiten aufzuzeigen. Gerade fütterungssensible Säuglinge leiden in den ersten Lebenswochen häufig unter Blähungen und der noch ungewohnt lebhaften Darmperistaltik. Zudem gilt es, Nahrungsmittelunverträglichkeiten sowie krankhafte, organische Ursachen auszuschließen.

Um eine Dreimonatskolik erfolgreich behandeln bzw. deren Auswirkungen mildern zu können, muss zunächst vom Kinderarzt eine Diagnose erstellt werden. Je nach Beschwerdebild, Ursachen oder zugrunde liegenden körperlichen Erkrankungen wird der Kinderarzt die passenden Behandlungsmaßnahmen einleiten. Ist etwa eine Laktose-Intoleranz oder eine Allergie auf Kuhmilch für das Schreien des Kindes verantwortlich, muss die Ernährung des Säuglings dementsprechend umgestellt werden. Sind andere Allergien der Auslöser für die Koliken, wird der Kinderarzt die Umstellung auf sogenannte HA-Nahrung (hypoallergene Milchnahrung) empfehlen. Wird der Säugling noch gestillt, kann eine Nahrungsumstellung der Mutter erforderlich werden. Häufig werden auch Entschäumer wie Sab Simplex oder Lefax Suspension verschrieben. Diese sollen verhindern, dass es zu übermäßiger Darmgasbildung kommt und dass schon vorhandene Gase sich auflösen und leichter abgehen können. Auch diese Mittel sind in ihrer Wirkung meist nicht ausreichend und sie ist in diesem Kontext auch nicht abschließend belegt. Eine weitere Möglichkeit wäre die Gabe von Tropfen, die Lactobacillus reuteri (Milchsäurebakterien) enthalten, wie z.B. Bigaia Tropfen. Dieses Arzneimittel kann dem kindlichen Darm helfen, schneller zu reifen, ein gesundes Darmmilieu auszubilden und stabilisiert die Verdauung. Es wird vom Kinderarzt bei Bedarf verschrieben, die Kosten übernehmen die Krankenkassen allerdings nicht. Sollten andere organische Gründe oder Erkrankungen vorliegen, gilt es natürlich diese zu behandeln[21].

5.1. Trimenonkoliken naturheilkundlich behandeln

Häufig stößt die Schulmedizin bei der Behandlung von Trimenonkoliken an ihre Grenzen. Für die Eltern betroffener Säuglinge können alternative oder naturheilkundliche Methoden weitere Hilfsmöglichkeiten darstellen:

- Ernährungstherapie: Im Fokus steht hier die stillende Mutter, die ihre Ernährung überdenken und ggf. umstellen muss. Die Ernährung sollte vollwertig sein, auf blähende Speisen wie z.B. Kohl, Hülsenfrüchte und Zwiebeln sollte verzichtet werden, ebenso auf kohlesäurehaltige Getränke. Tierische Eiweiße, zuckerhaltige Produkte und Kaffee sollten nur sehr mäßig konsumiert werden.

[21] Nunninger, Gerlinde: Persönliches Gespräch mit der Kinderärztin am 29.06.2014

- Reflexzonentherapie: Bei manchen Kindern hilft die Behandlung der Fußreflexzonen. Diese können von den Eltern auch während des Trinkvorganges massiert werden.
- Homöopathie: Hier können beispielsweise Colosynthis, Chamomilla, Carbo vegetabilis und Magnesium phosphoricum helfen. Auch bei der Anwendung homöopathischer Arzneimittel, welche rezeptfrei in allen Apotheken zu erhalten sind, gilt: Keine Selbstversuche oder Eigenexperimente durchführen, sondern die Gabe der Globuli vorab immer mit dem behandelnden Arzt oder Homöopathen abklären. Die Mittel müssen auf den jeweiligen Patienten und seine Persönlichkeit abgestimmt sein, Dosierung und Potenz muss dementsprechend angepasst werden. [22]
- Ordnungstherapie: Diese Therapie zielt auf die Erlangung eines regelmäßigen Tagesablaufs sowie festen Zeiten zur Nahrungsaufnahme ab. Zwischen den Mahlzeiten sollten immer mindestens vier Stunden liegen. Die regelmäßige Tagesstruktur wirkt beruhigend und entlastend auf Mutter und Kind.
- Physikalische Therapie: Besonders zur Anwendung kommen hier Wärmeanwendungen. Warme Auflagen wie z.B. Kirschkernkissen- auch schon während des Fütterungsvorganges aufgelegt- wirken entkrampfend und entspannend und helfen bei der Verdauung. Absehen sollte man von der Verwendung von Wärmflaschen, diese können leicht Verbrühungen verursachen.
- Einreibungen des Babybauchs mit warmem Öl oder spezieller "Bäuchleinsalbe" oder etwas verdünntem Kümmelöl können ebenfalls Linderung schaffen.- ein Tee aus Fenchel oder Kümmelsamen, den man nur 1-2 Minuten ziehen lässt, wirkt verdauungsfördernd und entkrampfend
- das kreisende Bewegen der Babybeine- ähnlich der Bewegung beim Fahrrad fahren- hilft, überschüssige Luft auf natürlichem Wege loszuwerden[23].

---

[22] Vgl. Weber, Monika (1998): Sanfte Hilfe für Kinder- Homöopathie, 1.Auflage, Falken Verlag Niedernhausen, Seite 59-62

[23] Vgl. Schellenberg, Isabella und Christian (2012): Kinderkrankheiten von A-Z, 2.Auflage, Trias Verlag Stuttgart, Seite 117

5.2. Weitere Hilfen bei Trimenonkoliken

- Fliegergriff: Das Baby wird längs auf den Unterarm der tragenden Person gelegt, wobei der Oberkörper auf deren Hand zu liegen kommt. Das Kind wird beim Tragen automatisch leicht geschaukelt. Durch den dadurch entstehenden sanften Druck auf den Babybauch können Darmgase leichter abgehen und die schaukelnde Bewegung beruhigt gleichzeitig das Kind
- Kein Schaum im Fläschchen: Wird das Baby mit Milchnahrung aus der Flasche gefüttert, muss man unbedingt darauf achten, dass sich kein Schaum mehr in der Flasche befindet. Dieser kann durch leichtes Kreisen der Flasche oder durch Zugabe eines Tropfens Entschäumer wie z.B. Sab Simplex leicht entfernt werden
- Saugergröße altersentsprechend: Die Saugergröße sollte dem Alter des Kindes angepasst werden. Ist der Sauger zu klein, muss das Kind zu fest am Sauger ziehen und zieht mehr Luft als nötig mit ein. Ist der Sauger zu groß, muss es in kurzer Zeit größere Nahrungsmengen aufnehmen, als es verarbeiten kann- beides kann zur übermäßigen Bildung von Darmgasen beitragen bzw. diese auslösen
- Reizquellen ausblenden: potenzielle Dinge, die zu einer Reizüberflutung des Kindes beitragen können, unbedingt vermeiden: Hierzu gehören ein laufender Fernseher, Radio oder auch laut tobende Geschwisterkinder
- das Reiben des Babybauchs im Uhrzeigersinn wirkt entkrampfend und hilft, überschüssige Luft im Bauch abgehen zu lassen.
- Tragetücher und Pucksäcke geben dem Säugling das Gefühl, ähnlich wie im Bauch der Mutter vor der Geburt eng zusammengekuschelt herumgetragen zu werden und vermitteln ein gewohnt-beruhigendes Gefühl. Die Enge unterbindet außerdem zu einem gewissen Grad unruhige und fahrige Bewegungen des Babys und hilft dem Säugling dadurch, sich zu entspannen[24].

[24] Vgl. Schellenberg, Isabella und Christian (2012): Kinderkrankheiten von A-Z, 2.Auflage, Trias Verlag Stuttgart, Seite 117

5.3. Vorbeugende Maßnahmen bei Trimenonkoliken

Grundsätzlich gibt es keine wirklich vorbeugenden Maßnahmen, um Dreimonatskoliken zu verhindern. Es gibt aber einige Dinge, die beachtet werden können:

- Stillende Mütter sollten vom ersten Tag an auf ihre Ernährung achten. Kohlesäurehaltige und blähende Speisen und Getränke sollten vom Speiseplan gestrichen bzw. vermeiden werden. Die Nahrung sollte ausgewogen, mild und bekömmlich im Sinne einer leichten Schonkost sein.
- Wird das Kind mit der Flasche gefüttert und nicht gestillt, empfiehlt es sich, zunächst PRE-Nahrung zu nutzen. Hat das Kind zu Beginn Muttermilch erhalten, sollte möglichst langsam auf Flaschennahrung umgestellt werden. 1er-Nahrung sollte im ersten halben Lebensjahr vermieden werden, da sie zu einer Überfütterung führen kann und gerade in den ersten Wochen nicht selten zu Obstipation beim Säugling führt.
- Wird mit der Flasche gefüttert, muss die Saugergröße dem Alter entsprechend angepasst sein, es dürfen keine zu kleinen oder zu großen Sauger genutzt werden.
- Der Ruhebedarf von Säuglingen ist enorm hoch, dem sollte Rechnung getragen werden. Reiz- und Lärmquellen sollten möglichst fern gehalten werden, auf Müdigkeitsanzeichen sollte prompt reagiert und eingegangen werden.
- Geregelte Abläufe und ein strukturierter Tagesablauf wirken sich beruhigend auf das Kind und entlastend auf die Mutter aus
- Regelmäßige Fütterungszeiten sind für den Magen-Darm-Trakt des Kindes und sein Wohlbefinden sehr wichtig. Idealerweise sollte das Fläschchen alle vier bis fünf Stunden gegeben werden. Verlangt das Kind schon deutlich früher nach der nächsten Mahlzeit, muss nicht immer Hunger für das Schreien verantwortlich sein. Der Säugling beruhigt sich auch einfach gerne durch das Nuckeln an der Brust oder der Flasche. Hier kann Tee oder etwas Wasser aus dem Fläschchen Abhilfe schaffen. Oftmals genügt auch schon die Gabe des Schnullers. Darüber hinaus darf das Bäuerchen nach den Mahlzeiten- auch wenn es etwas länger auf sich warten lässt- auf keinen Fall vergessen werden[25].

[25] Keller, Susanne: Persönliches Gespräch mit der Hebamme am 02.03.2014

6. Behandlungsmöglichkeiten von Regulationsstörungen

6.1. Behandlungsmöglichkeiten des exzessiven Schreiens

Erfolgversprechend sind –im Gegensatz zur medikamentösen Therapie- verschiedene Formen der Eltern-Kind-(Psycho)-Therapie. Diese Therapien konzentrieren sich in der Regel auf die Interaktionen zwischen Eltern und Kind sowie auf die Beziehungsgestaltung. Hier werden oftmals nur wenige Sitzungen benötigt, um Abhilfe zu schaffen und die Problematik zu mildern oder aufzulösen. In besonders problematischen Fällen, wenn z.B. die Eltern selbst psychische Erkrankungen aufweisen oder aus anderen Gründen nicht belastbar sind, Erschöpfungszustände vorliegen oder ein Elternteil durch den anderen keine Unterstützung erfährt, sowie wenn besonders belastende, psychosoziale Umstände vorliegen, kann auch eine stationäre Eltern-Kind-Psychotherapie indiziert sein[26].

Eine amerikanische All-Over-Analyse hat darüber hinaus alle vorhandenen Studien, die sich mit der Behandlung des exzessiven Schreiens bzw. der Dreimonatskoliken mit Medikamenten befassen, daraufhin analysiert, welche Behandlung nach wissenschaftlichen Gesichtspunkten tatsächlich wirksam ist. Dicyclomin, ein Stoff aus der Gruppe der Anticholinergika, war das einzige Mittel, welches eine messbare Wirkung erreichen konnte. In Deutschland ist dieses Mittel nicht erhältlich, ebenso hat es weder in den Vereinigten Staaten noch in Kanada für die betreffenden Säuglinge im Alter unter sechs Monaten die Zulassung erhalten, da vereinzelt schwerwiegende Nebenwirkungen auftraten. Ohne messbare Wirkung hingegen blieben die in Deutschland weit verbreiteten Entschäumer, welche Dimeticon als Wirkstoff enthalten sowie Scopolamin, welches ebenfalls ein Stoff aus der Gruppe der Anticholinergika ist[27].

Bei psychotherapeutischen Therapien im Säuglings- und frühen Kindesalter muss immer die Entwicklungsdynamik mit in Betracht gezogen werden. Dieser Tatsache tragen zeitlich begrenzte Interventionen Rechnung, die auf eine rasche Veränderung problema-

---

[26] Vgl. Dornes, Martin (2014): Die emotionale Welt des Kindes, 6. Auflage, Fischer Verlag Frankfurt a.M., Seite 233-235

[27] Vgl. Garrison, Michelle, Christakis, Dimitri (2000): A Systematic Review of Treatments for Infant Colic. Pediatrics 2000, Vol. 106, No. 1, Seite 184-190, abgerufen am 22.07.2014 unter: http://pediatrics.aappublications.org/content/106/Supplement_1/184.full.html

tischer Interaktions- und Beziehungsbereiche abzielen und immer wieder dann aufgenommen werden können, wenn im Rahmen weiterer Entwicklungsschritte des Kindes oder im Zuge familiärer Veränderungen das Problemverhalten erneut auftritt oder aufzutreten droht.

Bei der Betrachtung und Beurteilung des exzessiven Schreiens muss immer der aktuelle Entwicklungsstand sowie das Alter des betroffenen Säuglings berücksichtigt werden. Unterschieden werden muss hier zwischen dem zeitlich begrenzten exzessiven Schreien während der ersten drei Lebensmonate und dem anhaltenden exzessiven Schreien über den dritten Lebensmonat hinaus. Regulationsstörungen äußern sich in verschiedenen Symptomen, welche je nach Alter des Kindes und der verschiedenen Entwicklungsphasen variieren. In den ersten zwölf Lebensmonaten bestehen sie vor allem aus Problemen mit dem Schlaf-Wach-Rhythmus, dem exzessiven Schreien und Schlaf- sowie Fütterungsstörungen:

Abbildung 3:

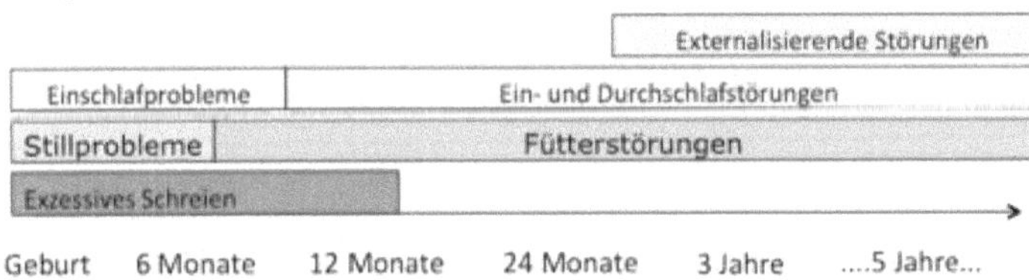

[28]

Die therapeutischen und pädagogischen Maßnahmen müssen immer auf die Bedürfnisse und die äußerlichen Gegebenheiten der Eltern-Kind- Beziehung sowie der Bindungsstörung ausgerichtet sein. Eine ambulante Therapie ist kontrainduziert wenn:

- die Eltern keinerlei Kompetenzen zeigen, die kindlichen Signale und Kommunikationsversuche zu deuten oder wahrzunehmen oder diese völlig falsch interpretieren
- der Verdacht auf oder das Bestehen von Kindesmisshandlung oder Vernachlässigung besteht

[28] Vgl. Vgl. Bolten, Margarete (2010): Regulationsstörungen der frühen Kindheit: Diagnostische Grundlagen, Behandlungskonzepte und –methoden, abgerufen am 21.06.2014 unter: http://dgvt-fortbildung.de/interaktive-fortbildung/archiv-der-fachartikel/archiv/m-bolten-2010-regulationsstoerungen-der-fruehen-kindheit/

- die Störung mehrere Regulations- und Interaktionskontexte umfasst
- das Gedeihen des betroffenen Säuglings wesentlich beeinträchtigt ist
- bei den Eltern eine psychische Störung vorliegt, die mit einer deutlichen Beeinträchtigung einhergeht (z. B. Schizophrenie) und/oder die intuitiven elterlichen Kompetenzen schwerwiegend einschränkt
- bereits eine ambulante Eltern-Säuglings-Psychotherapie ohne Erfolg durchgeführt wurde

In diesen Fällen ist eine stationäre oder teilstationäre Therapie in Erwägung zu ziehen. Bei Hinweisen auf neuromotorische Unreife und/oder spezifische sensorische Auffälligkeiten des Säuglings sind je nach Symptomatik eine begleitende Physiotherapie, Ergotherapie oder eine Anleitung zum adäquaten Umgang mit dem Säugling indiziert. Liegen psychische Belastungen oder Partnerschaftskonflikte bei den Eltern des Kindes vor, ist zusätzlich eine Einzel-, Familien- oder Paartherapie sinnvoll.

Bei der Therapie exzessiv schreiender Kinder ist primär die Unterstützung der Eltern beim adäquaten Umgang mit ihrem Kind, das (Wieder)-Erlernen elterlicher, intuitiver Kompetenzen und die Förderung der Eltern beim Erlernen der richtigen Deutung von Verhaltenssignalen des Kindes das Ziel. Insbesondere soll die Deutung und das richtige Reagieren auf Signale, die Übermüdung, Überreizung oder Überforderung anzeigen, gefördert werden. Die Eltern sollen dabei unterstützt werden, dem Säugling dabei zu helfen, seine selbstregulatorischen Fähigkeiten weiter auszubauen. Dadurch soll auch erreicht werden, dass positive Interaktionen wieder zustande kommen. Vermieden werden sollte ein Aufkommen von Insuffizienz- oder Schuldgefühlen auf Seiten der Eltern. Sie dürfen nicht den Eindruck bekommen, der Behandler sei fähiger im Umgang mit dem Kind als sie selbst- die daraus entstehende Frustration kann leicht zum Therapieabbruch oder Behandlungsmisserfolg führen[29].

Folgende Punkte können als notwendige Voraussetzungen für eine erfolgreiche Therapie frühkindlicher Regulationsstörungen angesehen werden:

- Behandlung der Eltern mit Wertschätzung, respektvoller Umgang, Begegnung auf Augenhöhe

---

[29] Vgl. Bolten, Margarete, Möhler, Eva, von Gontard, Alexander(2012): Psychische Störungen im Säuglings- und Kleinkindalter. Regulations- Fütter- und Schlafstörungen. 1. Auflage, Hogrefe Verlag Göttingen, Seite 45-65, 101-107

- somatische Ursachen und Erkrankungen des Kindes müssen beachtet werden
- die Eltern benötigen eine Entwicklungsberatung, Aufklärung über die verschiedenen Entwicklungsstadien und damit einhergehenden, möglichen Problemen
- die primäre Bezugsperson des Kindes muss entlastet werden, im sozialen wie auch im psychischen Bereich
- besonders gelungene Interaktionen mit positiver Gegenseitigkeit müssen beachtet und bestärkt werden
- die Paar- und Familiendynamik sowie das soziale Umfeld müssen beachtet werden
- bei Vorhandensein von psychischen Erkrankungen der Eltern bedürfen auch diese einer Behandlung
- eigene Kindheitserfahrungen der Eltern müssen Beachtung finden und ggf. bearbeitet werden[30].

Klassische lerntheoretische Modelle sind im ersten Lebenshalbjahr nicht anwendbar, da dem Säugling noch die körperlichen und geistigen Fähigkeiten fehlen, um Zusammenhänge zu erkennen. Nichtbeachtung oder Aufmerksamkeitsentzug haben beim schreienden Säugling keinen oder gar negative Effekte[31].

Während der Therapiesitzungen sollten im Idealfall die primären Bezugspersonen- in der Regel also beide Elternteile- sowie das Kind selbst anwesend sein. Nur so kann der Aufmerksamkeitsfokus hinreichend auf die Interaktionen zwischen Eltern und Kind gerichtet, beobachtet und ggf. verbessert werden. Die Therapiesitzungen selbst haben normalerweise eine Dauer von 60-90 Minuten Länge und sind damit zeitlich annähernd doppelt so lange ausgelegt wie sonstige Psychotherapiesitzungen. Dies trägt der Tatsache Rechnung, dass Interaktion zwischen Eltern und Kind erst in passenden Kontexten entstehen müssen, bevor beobachtet und analysiert werden kann. Normalerwiese finden die Sitzungen in Intervallen von ein bis zwei Terminen pro Woche statt, was in den meisten Fällen ausreichend ist. In besonders schwierigen Entwicklungsstadien oder bei besonders stark ausgeprägter Symptomatik kann die Behandlungshäufigkeit dem Be-

---

[30] Vgl. Rudolf, Gerd, Cierpka, Manfred (2005): Psychotherapeutische Medizin und Psychosomatik, 5.Auflage, Thieme Verlag Stuttgart, Seite 459-470

[31] Vgl. van IJzendoorn, I., Hubbard,F. (2000): Are infant crying and maternal responsiveness during the first year related to infant-mother attachment at 15 months? Attachement and human development, Dezember 2000, No.3, Seite 371-391, abgerufen am 29.07.2014 unter: http://ncbi.nlm.nih.gov/pubmed/11708224

darfsfall angepasst und als Krisenintervention in ihrer statt findenden Häufigkeit entsprechend gesteigert werden. Das sensitive An- und Besprechen von Schulgefühlen, Misshandlungsideen oder Vernachlässigung sowie weiterer belastender Gedanken auf Seiten der Eltern stellt einen wichtigen Teilaspekt der Therapie dar. Eine Wiedervorstellung oder ambulante Nachbetreuung in regelmäßigen Abständen erscheint bei Risikokonstellationen wie frühgeborenen und/oder behinderten Kindern, psychisch kranken oder suchtkranken Eltern, minderjährigen Müttern, sozial unterstützungsbedürftigen Familien oder bei Kindesvernachlässigung/-misshandlung aus präventiver Sicht im weiteren Therapieverlauf unbedingt sinnvoll.

6.2. Behandlungsmöglichkeiten von Fütterungsstörungen:

Fütterungsprobleme wie Nahrungsverweigerung oder Abwehrreaktionen beim Essen setzen Eltern unter starken Druck- oft kann man nur schwer akzeptieren, wenn der Nachwuchs grade mal 100 Gramm Brei essen möchte. Für Eltern von Kindern mit Fütterungsstörungen wird schnell jede Mahlzeit zur nervenaufreibenden Tortur: Das Kind dreht den Kopf zur Seite, presst die Lippen zusammen und öffnet den Mund nicht, schlägt nach dem Löffel oder lässt die Milch aus dem Mund heraus laufen bzw. spuckt den Brei wieder aus. Dies alles sind Signale, die das Baby aussendet, wenn es entweder satt ist oder es reagiert so auf Zwang beim Essen. Beim Auftreten dieser Signale sollte der Fütterungsversuch sofort abgebrochen werden- auch, wenn es noch so schwer fällt. Anstatt das Kind in der Folge unter Zwang zum Essen zu bringen und so unter Druck zu setzen, sollten Eltern stärker auf Anzeichen achten, die das Kind von sich gibt, wenn es Hunger hat. Hierzu gehören etwa das Schürzen der Lippen, schmatzen, das Hinwenden des Kopfes zur Nahrungsquelle, das Aufreißen des Mundes bei etwas älteren Babys oder- wird auf vorherige Signale nicht reagiert, das Weinen.

Eine Fütterungsstörung ist immer dann in Betracht zu ziehen, wenn sich die Mahlzeiten lange hinziehen (mehr als 45 Minuten Dauer pro Mahlzeit), das Essverhalten des Kindes nicht altersangemessen ist (z.B. vom älteren Kind nur Brei akzeptiert wird oder das Baby nicht trinken will) und die Störung länger als einen Monat anhält.

Manchmal haben Kinder mit Fütterungsproblemen auch ein provokatives und wählerisches Essverhalten, etwa, wenn ältere Kinder nur auf dem Arm der Mutter essen wollen oder wenn sie ausschließlich Kekse und Brei akzeptieren. Die Kinder können auch unruhig oder leicht ablenkbar sein oder geben einfach keinerlei Hungersignale von sich. Die Eltern in ihrer Sorge fangen an, ständig etwas anzubieten und füttern schließlich unter Druck und Zwang- ein regelrechter Machtkampf zwischen Eltern und Kind entsteht. Der Grundstein für eine gestörte Beziehung ist gelegt. Solche Beziehungsstörun-

gen können vorübergehender Natur sein. In bis zu 10 Prozent der Fälle chronifiziert die Störung allerdings, es kann zu Wachstums- und Gedeihstörungen kommen, die ohne professionelle Hilfe nicht mehr zu beheben sind.
Zu Beginn der Behandlung steht üblicherweise die kinderärztliche Untersuchung und Diagnostik: Es wird abgeklärt, ob mundmotorische Einschränkungen oder somatische Erkrankungen im Magen-Darm-Trakt bestehen. Bei Frühgeborenen können durch Sondenernährung oder Beatmung entstandene Traumata für die Fütterungsproblematik verantwortlich sein. Weiter wird untersucht, ob das Kind altersgemäß entwickelt ist und wie sich der Umgang zwischen Eltern und Kind gestaltet.

Hilfestellung bieten:

- eine klare Tagesstruktur und ein fester Tagesablauf mit immer gleichen Zeiten
- feste Zeiten für die Nahrungsaufnahme, dazwischen Pausen von mindestens 4 Stunden
- Spielphasen sind strikt von den Mahlzeiten zu trennen
- keine Ablenkung beim Essen, laute Geräuschquellen o.ä. sind nach Möglichkeit zu entfernen
- keinerlei Anwendung von Zwang oder Druck während des Fütterns

Besonders wichtig: Ziel ist, dass das Kind wieder lernt, selbstbestimmt, entspannt und mit Freude zu essen. Eltern sollten dem Kind die Entscheidung überlassen, wie viel es essen kann und will. Die Eltern bestimmen, wann und was an Nahrung angeboten wird, das Kind bestimmt, wie viel es davon essen möchte. Eltern müssen unbedingt verstärkt auf Signale des Kindes achten, welche auf Hunger hindeuten oder Interesse am Essen bekunden. Fehlen diese Signale, sollte mit einer Mahlzeit nicht begonnen, bzw. diese nicht weiter fortgesetzt werden[32].
Liegt der Fütterungsstörung ein Trauma zugrunde, hilft es hingegen, häufig kleinere Mengen an Nahrung anzubieten und das Kind so wieder langsam an die Nahrungsaufnahme zu gewöhnen. Dauert die Fütterungsstörung länger als 12 Wochen an, sollte daran gedacht werden, einen Kinderpsychologen zu konsultieren oder sich an eine spezielle Sprechstunde für Kinder mit Regulationsstörungen zu wenden.

---

[32] Vgl. Bördlein, Ingeborg (2008): Wenn das Kind nichts essen will, Springer Verlag, abgerufen am 24.06.2014 unter: http://aerztezeitung.de/medizin/krankheiten/neuro-psychiatrische_krankheiten/essstoerungen/article/502261/wenn-kind-nichts-essen-will.html

Um die Fütterungssituation zuhause abzubilden und später beobachten und besprechen zu können, werden die Eltern meist aufgefordert, diese mit Video festzuhalten und ein Fütterungstagebuch zu führen. So können Signale, die das Kind aussendet und die auf Hunger hindeuten, im Nachhinein zusammen mit den Eltern beobachtet, erkannt und besprochen werden. Im Alltag und ohne professionelle Hilfe können diese Signale für die Eltern schwer oder nicht zu erkennen sein. Ebenfalls beobachtet und besprochen wird mit den Eltern das Essverhalten des Kindes sowie die während des Vorgangs stattfindende und oft gestörte Interaktion. Ziel der Therapie ist, die Eltern dabei zu unterstützen, passend und ohne Druck auf das kindliche Essverhalten, Hunger und Sättigungssignale des Kindes sowie dessen Pausenwünsche zu reagieren. Ebenso soll durch die im Verlauf der Therapie zum Positiven hin veränderte Interaktion wieder ein entspanntes Essen und zwanglose Mahlzeiten möglich werden- dies ist in vielen Fällen vor Beginn der Therapie nicht mehr möglich, da sich Eltern und Kind in einem Teufelskreis von Angst, Druck und Zwang befunden haben. Fütterungsprobleme äußern sich auch in Form von Bindungsproblemen, welche in einigen Fällen nur durch eine längere, meist ambulante Verhaltenstherapie behoben werden können. Mittels Training der Aufmerksamkeit und Schulung der Feinfühligkeit der fütternden Person für die kindlichen Signale ist eine Verbesserung der Fütterungssituation möglich. Durch Aufstellen von z.B. „Essensregeln“ (regelmäßige Mahlzeiten, klare Trennung von Essenszeiten und Spielzeiten, Vermeiden von Ablenkung oder Druck, Grenzen setzen bei unangebrachtem Essverhalten etc.) kann die Fütterungssituation optimiert werden. Zeitgleich zur Therapie können etwaige psychosoziale Hilfsangebote mobilisiert werden (z.B. finanzielle oder familiäre Unterstützung).
Körperliche Ursachen für Fütterungsstörungen werden medizinisch bzw. therapeutisch (z.B. durch eine Logopädin/einen Logopäden) behandelt. Liegen hingegen Entwicklungsstörungen vor, kommen entwicklungsfördernde Ansätze zur Anwendung z.B. in speziellen Entwicklungsambulatorien oder durch Ergotherapie.

6.3. Behandlungsmöglichkeiten von Schlafstörungen beim Säugling und Kleinkind

Der Säugling entwickelt seinen Schlaf- Wach- Rhythmus innerhalb der ersten Lebenswochen. Es wird daher erst ab dem 7. Lebensmonat von Schlafstörungen beim Säugling gesprochen. Ungeachtet dessen sollte man natürlich auch während der ersten Lebensmonate jederzeit ärztlichen Rat suchen oder Hilfe einholen, wenn man sich über das (Ein-)Schlafverhalten seines Kindes sorgt oder man selbst dadurch zu stark belastet wird.

Von Einschlafstörungen wird in der Regel erst dann gesprochen, wenn Säuglinge und Kinder nach den ersten sechs Lebensmonaten nur mit elterlicher Hilfe und Zuwendung einschlafen können und regelmäßig trotzdem länger als eine halbe Stunde brauchen, um zur Ruhe zu kommen.

Unter Durchschlafstörungen versteht man, wenn Säuglinge oder Kinder an mindestens vier Nächten in der Woche dreimal oder öfter pro Nacht aufwachen, beim nächtlichen Erwachen länger als zwanzig Minuten wach bleiben und zum erneuten Einschlafen wiederum Unterstützung durch ein Elternteil benötigen. Sie schaffen es also nicht, sich in angemessener Zeit wieder alleine zu beruhigen und in den Schlaf zu finden- z.B. durch Nuckeln an einem Schmusetuch oder den Händen.

Ungeachtet dessen spricht man weiterhin erst dann von kindlichen Schlafstörungen, wenn das Schlafverhalten des Kindes zur Belastung für die Elternteile wird, der Alltag hierdurch beeinträchtigt ist und der dringende Wunsch nach Veränderung besteht. Die Ursachen von Schlafstörungen bei Säuglingen und Kleinkindern können vielerlei Gründe haben. Somatische Erkrankungen, körperliche Schmerzen und Beeinträchtigungen sowie Behinderungen sind ebenso in Erwägung zu ziehen wie psychische und seelische Belastungen. Diese Ursachen sind allerdings sehr selten. Häufig stören auch ungünstige Umwelteinflüsse wie Lärm, Rauch oder Licht den kindlichen Schlaf. Meist sind die Schlafstörungen aber Folge von ungünstigen Schlafgewohnheiten und übertriebener Einschlafhilfen.

Säuglinge, die unter Einschlafstörungen leiden, haben häufig auch Probleme in weiteren Bereichen, sie schreien viel oder weisen Fütterungsstörungen auf. Dies alles sind Regulationsstörungen, die zusammen betrachtet und gegebenenfalls gemeinsam behandelt werden sollten.

Bei ernsthaften und länger anhaltenden Schlafproblemen sollte man immer vom Kinderarzt oder der Kinderärztin abklären lassen, ob keine Krankheiten oder Schmerzen Auslöser für das Problem sind. Der Kinderarzt kann bei Bedarf dann geeignete Beratungsstellen und Therapieeinrichtungen nennen. Fachliche Unterstützung hilft den Eltern dabei, die Schlafgewohnheiten ihres Kindes zu optimieren und meist mit nur minimalen Verhaltensänderungen und der angemessenen Reaktion auf kindliche Signale die Probleme in den Griff zu bekommen. Wichtige Aspekte sind hierbei:

- Information über die Schlafentwicklung und das aktuelle Schlafverhalten des Kindes
- die Aufklärung der Eltern über die Besonderheiten von Schlafstörungen bei Säuglingen und Kleinkindern
- Strukturierung des Tagesablaufs

- das Erkennen von Müdigkeitsanzeichen und das prompte Eingehen darauf
- die Entwicklung eines passenden, individuellen Einschlafrituals[33]

Um Schlafstörungen vorzubeugen bzw. diese zu beheben, gilt es, eine Reihe wichtiger Faktoren zu beachten:

6.3.1 Optimale Schlafumgebung für Säuglinge und Kleinkinder

Während der ersten Lebensmonate ist ein Säugling in einem Stubenwagen, einer Wiege oder einem speziellen Gitterbettchen am besten aufgehoben. Der Platz ist begrenzt und das Kind fühlt sich sicher und geborgen, da es diese Enge auch aus dem Bauch der Mutter kennt. Viele Generationen vor uns wussten schon, dass wiegende und schaukelnde, gleichmäßige Bewegungen beruhigend auf Babys wirken und diesen das Einschlafen und entspannen erleichtern. Allein diese Tatsache ist ein Argument für die gute, altgediente Babywiege. Eine weitere Möglichkeit, den Säugling in den Schlaf zu wiegen ist die Verwendung von speziellen Hängebettchen oder Hängematten für Babys, welche im gut sortierten Fachhandel erhältlich sind und selbst in Wochenbettstationen der Krankenhäuser immer mehr Verwendung finden. Die Kinderpsychologin Jirina Prekop, die diesen Schlafplatz besonders befürwortet, weist aber auch darauf hin, dass eine Hängematte unbedingt mit einer guten und kindgerechten Matratze ausgestattet sein muss, um das Kind optimal lagern zu können[34]. Entscheidet man sich für ein handelsübliches Gitterbettchen, kann man diese optisch ein wenig begrenzen, damit sich das Kind in diesen- meist größeren- Betten nicht verloren vorkommt. Im Fachhandel gibt es hierfür Betthimmel aus ganz dünnem Stoff, welche man an der Matratze und den Gittern sicher befestigen kann, ohne dass sie verrutschen können. In keinem Fall sollten sich im Bett sehr weiche Matratzen oder dickere Stoffe und Materialien befinden, in welche das Kind einsinken könnte. Dies kann zu einem gefährlichen Atemrückstau führen, bei dem das Kind seine Ausatemluft wieder einatmet und zu viel CO2 aufnimmt. Ein weiteres Risiko wäre ein Wärmestau, den dicke und gepolsterte Materialien auslösen können. Auf eine gute Qualität des Bettchens sowie eine passende, spezielle Matratze (rückatmungsaktiv) sollte generell geachtet werden. Die Ausstattung des Schlafplatzes

[33] Vgl. Largo, Remo (2004): Babyjahre- Die frühkindliche Entwicklung aus biologischer Sicht, 7. Auflage, Piper Verlag München, Seite 154-156, 173

[34] Vgl. Prekop, Jirina (2004): „Schlaf Kindlein- verflixt noch mal!: So können Sie und Ihr Kind ruhig schlafen“, 3. Auflage, Kösel Verlag 2004, Seite 114 ff

betreffend kann man pauschal sagen: Je weniger sich im Bettchen befindet, desto besser.

Zu beachten sind deshalb insbesonders folgende Punkte:

- Im ersten Lebensjahr benötigt das Baby kein Kissen, es sollte aus Sicherheitsgründen darauf verzichtet werden. Nach dem ersten Lebensjahr kann ein babygerechtes, sehr flaches Kopfkissen verwendet werden, in dem das Kind nicht mit dem Kopf einsinken kann und das so keinen Atemrückstau verursachen kann.
- Eine Bettdecke bzw. Zudecke sollte in den ersten Lebensjahren nicht verwendet werden. Durch Decken besteht die Gefahr, dass das Kind mit dem Kopf darunter rutscht. Zu bevorzugen ist hier in jedem Fall ein Schlafsack, welcher im Fachhandel gekauft werden sollte, um die nötigen Ansprüche an Material und Beschaffenheit zu erfüllen. Er muss der Größe des Kindes angepasst sein (Länge ab dem Hals des Kindes plus 15 cm zum Mitwachsen und Strampeln) und der Halsausschnitt darf nicht größer als der Kopf des Kindes sein- so wird ein Hineinrutschen verhindert.
- Möchte man unbedingt eine Decke verwenden, ist darauf zu achten, dass auch die Decke sehr dünn ist. Sie wird an den Füssen des Kindes und unten am Bett unter der Matratze festgesteckt und das Kind sollte im Bett so liegen, dass seine Füße am unteren Ende anstoßen- so wird ein darunter rutschen vermieden.
- Nestchen und Schaffelle gehören nicht ins Kinderbett. Durch sie besteht die Gefahr einer Überwärmung und es kann zu einem Atemrückstau kommen, wenn das Kind mit dem Gesicht darauf zu liegen kommt oder sich darin verwickelt. Auch Wärmflaschen oder Heizkissen haben im Babybett nichts verloren, sie können im schlimmsten Fall Verbrennungen und Verbrühungen verursachen. Säuglinge mögen es generell lieber etwas kühler, sie überhitzen schnell, weshalb man im Bett auf leichtere Kleidung achten sollte und sie nicht zu dick oder mit zu vielen Kleidungsstücken bekleidet schlafen legen sollte. Im Bett ist eine Windel und ein leichter, dünner Schlafanzug oder Overall völlig ausreichend, im Sommer ggf. eher weniger. Dies gilt auch, wenn das Kind Fieber hat oder krank ist. Ein Säugling oder ein Kleinkind, das friert, wird sich in jedem Fall durch Weinen oder meckern melden. Bei Überwärmung schlafen die Kinder meist jedoch einfach weiter.
- Im Bett oder zuhause sollte man dem Säugling auch nie ein Mützchen aufsetzen. Säuglinge verlieren überschüssige Wärme über die verhältnismäßig große Fläche ihres Kopfes, was ihnen nicht mehr gelingt, wenn diese verdeckt ist.
- Im ersten Lebensjahr darf das Babybett optimaler Weise im Schlafzimmer der

Eltern stehen. Dies hat mehrere Vorteile: Das Kind hat seinen eigenen Schlafplatz, ist aber dennoch ganz nah bei den Eltern. Die Versorgung nachts wird erleichtert, da sich das Kind im selben Zimmer und somit direkt in Reichweite befindet. Ferner haben Studien belegt, dass die gleichmäßigen Atemzüge der Eltern sich beruhigend auf das Kind und positiv auf seine Atemregulation auswirken.

6.3.2 Optimale Schlafvoraussetzungen für Säuglinge und Kleinkinder

Auch wenn der Säugling in den ersten Lebenswochen seinen Rhythmus erst noch finden muss, ist es wichtig, möglichst von Anfang an klare Tagesstrukturen vorzugeben. Gestaltet sich der Tag durch stete Regelmäßigkeit in Bereichen des Stillens, Fütterns, Wickelns, der Pflege und in Wach-, Spiel- sowie Ruhephasen, hilft dies dem Säugling, sich am Tagesablauf zu orientieren, es gibt ihm Sicherheit und Hilfestellung dabei, seinen Rhythmus zu finden. Selbst Säuglinge lernen schon durch die Strukturen, die ihnen von den Eltern vorgegeben werden.

Babys können sich noch nicht wie der erwachsene Mensch dafür entscheiden, zu Bett zu gehen und zu schlafen. Sie werden schlagartig müde und zeigen dies durch Müdigkeitsanzeichen an. Dies ist der beste Zeitpunkt, das Kind zur Ruhe zu legen. In den Wachphasen benötigt es im Gegenzug viel Ansprache, es möchte spielen und mit seiner Bezugsperson in Kontakt treten- sei es durch Körperkontakt, erste Lautäußerungen oder die breite Palette der Mimik, die schon den Kleinsten zur Verfügung steht. Während der Wachphasen sollten Eltern stets auf Müdigkeitsanzeichen achten und auf diese entsprechend reagieren, damit es nicht zu einer Überreizung des Kindes kommt. Reibt sich das Baby mit den Fäusten die Augen, sind diese gerötet, gähnt es immer wieder oder wendet beim Spiel den Kopf ab, wird es Zeit für eine Ruhephase oder ein Schläfchen. Man sollte das Kind allerdings nicht zu Bett legen, wenn es keinerlei Anzeichen für Müdigkeit erkennen lässt. Sonst verbringt es mehr Zeit im Bett, als es schlafen kann und das Bett verliert seinen Status als Schlafstatt und wird unter Umständen zum Spielen benutzt. Es ist auch deshalb so wichtig, beim Baby auf Müdigkeitsanzeichen zu achten, um das kleine Zeitfenster, das sich bei den ersten Signalen auftut und in welchem das Kind sehr leicht einschlafen kann, nicht zu verpassen. Geschieht dies, kann es längere Zeit dauern, bis sich ein neues Zeitfenster auftut und es kann zwischenzeitlich zu einer Übermüdung und Überreizung des Kindes kommen. In diesem Stadium werden die Babys quengelig, meckern viel, fangen an zu schreien und kommen umso schwerer zu Ruhe.

Gerade bei sogenannten „Schreibabys“, also Säuglingen, die langanhaltend und scheinbar ohne erkennbaren Grund schreien, liegt die Ursache mitunter in Schlafmangel begründet. Diese Kinder bekommen tagsüber zu wenig Schlaf, sind überreizt und übermüdet und finden dadurch noch schlechter zur Ruhe- ein nur schwer zu durchbrechender Teufelskreis. Hat man den Eindruck, dass das Kind häufig überreizt oder übermüdet wirkt, sollte man auch tagsüber versuchen, ihm öfter kurze Ruhephasen zu ermöglichen. Es ist hingegen völlig normal, dass ein Säugling nachts häufiger aufwacht. Sein leichter und größtenteils oberflächlicher Schlaf hilft ihm, seine Bedürfnisse wahrzunehmen und sich ggf. zu äußern, damit Abhilfe geschaffen werden kann. Manche Kinder wachen nachts allerdings gehäuft und grundlos auf und haben dann Probleme, wieder einzuschlafen. Was man sonst unter Schlafstörungen versteht sind beim Säugling und Kleinkind meistens Wiedereinschlafprobleme. Hier sollte man Selbstberuhigungsmechanismen fördern, indem man das Kind –vorausgesetzt der Fall, es ist satt, trocken und gesund- nicht immer gleich hochnimmt, anlegt oder füttert. Häufig findet es dann nach kurzen Augenblicken von alleine wieder in den Schlaf. Hilfreich ist es, dem Kind schon abends beim Einschlafen dabei zu helfen, selbständig in den Schlaf zu finden, indem man es dabei unterstützt, seine Fähigkeiten, sich in Eigenregie zu beruhigen, auszubauen. Lernt das Kind dies mit Hilfe der Eltern nach und nach, wird es ihm mittelfristig gesehen beim Erwachen in der Nacht möglich sein, selbständig wieder zur Ruhe zu kommen. Zum Einschlafen selbst haben sich feste Einschlafrituale bewährt. Diese sollten im Umfang allerdings zeitlich nicht zu groß bemessen sein und jeden Abend gleich ablaufen. Es ist darauf zu achten, dass Geräuschquellen wie der Fernseher oder das Radio unbedingt abzuschalten sind, da sie das zur Ruhe kommen des Kindes verhindern können. Das Kind ist außerdem vor Rauch und sonstiger Nikotinbelastung unbedingt zu bewahren und das Schlafzimmer sollte gut gelüftet sein.

Im Rahmen des Einschlafrituals haben sich bindungsstärkende Elemente wie z.B. eine leichte Bauchmassage vor dem Frischmachen oder ein warmes Bad bewährt. Die Stimme des Vaters und der Mutter wirken sich beruhigend auf jedes Kind aus, weshalb sich das Vorsingen oder Summen eines Gute-Nacht-Liedes oder das Vorlesen einer Gute-Nacht-Geschichte gut eignen. Auch das Abspielen einer Spieluhr kann hilfreich sein. Das Bereithalten eines "Schnuffeltuchs" oder eines kleinen Kuscheltieres als Traum- und Schlafbegleiter hat sich ebenfalls bewährt und geben dem Kind Sicherheit.

Fühlt es sich so in seinem Bett geborgen, kann es sich entspannen und ohne Angst von den Eltern lösen- der erste Schritt zum eigenständigen Einschlafen ist getan[35].

6.3.3 Den Schlafrhythmus finden

Innerhalb ihrer ersten drei Lebensmonate schlafen Säuglinge im Schnitt 15-16 Stunden am Tag, welche sich auf 6-7 Schlafphasen über 24 Stunden verteilen. Auch hier gilt, dass jedes Kind anders ist und Abweichungen vom Durchschnitt ganz normal sein können. Manche Kinder verschlafen ohne Probleme 80 Prozent des Tages, andere sind nur schwer dazu zu bringen, wenigstens die Hälfte des Tages zu ruhen. Diese Eigenschaften des kindlichen Schlafverhaltens sind angeboren, wie beim Erwachsenen gibt es schon im Säuglingsalter Lang- und Kurzschläfer. Manche Kinder schlafen schon sehr früh durch (als „durchschlafen" gilt, wenn das Kind 6 Stunden oder länger am Stück schläft), andere erst spät und manche schlafen zunächst einige Monate lang durch um in späteren Entwicklungsphasen nachts wieder häufiger aufzuwachen.

In seinen ersten Lebenswochen lernt der Säugling, einen Tag-Nacht-Rhythmus zu entwickeln und stellt sich allmählich auf feste Schlafens-, Wach- und Essenszeiten ein. Ebenso wie der Schlafbedarf von Kind zu Kind individuell verschieden ist, ist auch der Zeitpunkt, wann ein Kind einen stabilen Schlaf-Wach-Rhythmus entwickelt ganz unterschiedlich und hängt unter anderem von biologischen Reifungsprozessen wie etwa dem Wachstum des Gehirns ab. Es gibt Säuglinge, welche von Anfang an eher zu Unruhe neigen und sich dadurch schwer damit tun, einen eigenen, konstanten Schlaf-Wach-Rhythmus zu finden. Dies kann für die Eltern besonders anstrengend und erschöpfend sein. Schon ab ca. der 36. Schwangerschaftswoche durchlebt das ungeborene Kind im Mutterleib einen Schlaf-Wach-Rhythmus mit sich abwechselnden Phasen von Wachen und Schlafen. Nach der Geburt behält der Säugling diesen Rhythmus zunächst einmal bei, wobei die Phasen, in welchen er wach ist und in welchen er schläft sich gleichmäßig über die 24 Stunden des Tages verteilen. Der Säugling schläft nicht sonderlich lange am Stück, dafür aber umso öfter für kurze Zeit, was zu Beginn der Elternschaft Mutter und Vater stark fordern kann. Im Lauf des ersten Lebensjahres schläft der Säugling kontinuierlich weniger und baut die Wachphasen immer mehr aus. Im Alter zwischen vier und sechs Wochen fängt der Säugling allmählich an, sich an den Tag-Nacht-Rhythmus der Eltern anzupassen und die Schlaf-Wach-Phasen werden regelmäßiger. Das Kind er-

---

[35] Vgl. Imlau, Nora (2013): Das Geheimnis zufriedener Babys, 1. Auflage, Gräfe und Unzer Verlag, Seite 102-115, Seite 138-140

wacht des nachts und am Morgen meist zur gleichen Zeit und wird auch zu denselben Zeiten am Tag und Abend müde.
Säuglinge verfügen schon ab der Geburt über gewisse Fähigkeiten, sich selbst zu beruhigen und sich selbst dabei zu helfen, Spannungen abzubauen und zur Ruhe zu kommen. Dies geschieht z.B. durch räkeln oder durch Nuckeln an den eigenen Händen. Diese selbstregulatorischen Fähigkeiten entwickeln sich im Laufe der Zeit kontinuierlich weiter. Sie sind von Kind zu Kind unterschiedlich ausgeprägt und hängen von dessen Persönlichkeit und Temperament, seinem Entwicklungsstand und den Fähigkeiten der Elternteile bzw. Bezugspersonen ab, die selbstregulatorischen Fähigkeiten des Kindes zu stärken und zu unterstützen. Manche Kinder schlafen nach einigen Wochen von ganz alleine ein, sobald sie in ihrem Bett liegen, andere benötigen dabei deutlich länger die Hilfe der Eltern. Sie suchen einen engen körperlichen Kontakt, wollen gehalten und gewiegt werden und brauchen die Sicherheit der elterlichen Präsenz, um einschlafen zu können. Man sollte dennoch vermeiden, das Baby gewohnheitsmäßig auf dem Arm oder an der Brust einschlafen zu lassen oder es zum Einschlafen zu wiegen und herum zu tragen. Besser ist, es ins eigene Bett zu legen, ihm eine Geschichte vorzulesen oder ein Lied vorzusummen und ihm durch sanftes Streicheln zu zeigen, dass es nicht alleine ist und zur Ruhe kommen kann. Nur so kann man es auf sanfte Weise dabei unterstützen, beim Einschlafen selbständiger zu werden Man sollte sich bei allen auftretenden und belastenden Problemen immer auch vor Augen führen, dass ein Baby niemals übertreibt, keinen ärgern möchte, sich auch nicht schlimm anstellt, sondern einfach nur Angst hat, im Schlaf alleine zu sein und loszulassen. Selbst für Erwachsene ist das Einschlafen nach einem anstrengenden oder aufwühlenden Tag nicht immer einfach, weshalb die meisten Menschen bis ins Erwachsenenalter für sich Rituale entwickelt haben, um zur Ruhe zu kommen- sei es, noch im Lieblingsbuch zu lesen, eine Sendung im Fernsehen anzusehen oder einen Tee zu trinken.
Bis zum Ende des ersten Lebenshalbjahres ist es völlig normal, dass Babys ein- oder mehrmals in der Nacht erwachen. Sie melden sich lautstark, wenn die Windel voll ist, wenn sie frieren oder Hunger haben. Im ersten halben Jahr benötigen Babys noch mindestens eine Mahlzeit in der Nacht, danach ist es für Babys theoretisch möglich, die Nacht ohne Mahlzeit auszukommen. Viele Babys beginnen in diesem Alter damit, allmählich durchzuschlafen. Legt man ein Baby also abends um 8 Uhr zu Bett, so spricht man von durchschlafen, wenn es frühestens um 2 Uhr wieder wach wird- für die Eltern selbst kann von durchschlafen also noch nicht die Rede sein. Aber auch nicht von "Schlafstörungen" - im Gegenteil: Nachts aufzuwachen ist ein normaler Bestandteil der Entwicklung des kindlichen Schlafverhaltens. Laut einer Studie des Schweizer Kinder-

arztes Prof. Largo wecken noch immer 40 Prozent der Kinder, die zwischen 6 und 12 Monate alt sind, mindestens zweimal pro Nacht ihre Eltern[36].

6.4. Ärztliche bzw. psychotherapeutische Behandlungsmöglichkeiten von Schlafstörungen beim Säugling und Kleinkind

Länger anhaltende Schlafstörungen des Babys sollten unbedingt beim Kinderarzt angesprochen werden. Der Kinderarzt wird sich ein Bild von der bisherigen Entwicklung und der Vorgeschichte seines kleinen Patienten machen und ausschließen oder feststellen, ob somatische oder seelische Ursachen zugrunde liegen oder eine Behinderung existiert, die zu Schlafproblemen führen kann. Kann all dies ausgeschlossen werden, wird verstärkt auf die Schlafgewohnheiten eingegangen. Zusammen mit den Eltern wird eruiert, welche Störfaktoren zuhause vorhanden sein können und es wird besprochen, wie dies verändert und verbessert werden kann. In manchen Fällen wird der Kinderarzt die Eltern mit dem Kind an eine Beratungsstelle oder eine spezielle Babyambulanz verweisen, die besondere Erfahrungen mit dieser Problematik haben. Ein weiterer Grund, umgehend den Kinderarzt zu konsultieren ist, wenn Eltern nächtliche Atemstörungen bei ihrem Kind feststellen. Hierzu zählen längere Atempausen sowie Schnarchen, welches ein Hinweis auf eine Atemstörung sein kann (aber nicht muss!).

Sollten den Schlafstörungen seelische Ursachen zugrunde liegen, wird der Kinderarzt sehr wahrscheinlich an eine Praxis für Kinderpsychotherapie verweisen. Auch bei organischen Ursachen wie etwa Atemproblemen oder neurologischen Erkrankungen werden in der Regel Fachärzte hinzugezogen. Sollten unübliche Atemgeräusche im Schlaf vorliegen, sollte das Kind beispielsweise von einem Arzt für Hals- Nasen und Ohrenheilkunde untersucht werden. Möglicherweise liegt eine Vergrößerung der Rachenmandeln vor, welche dazu führen kann, dass das Kind schlecht Luft bekommt, häufiger wach wird und nur schlecht wieder einschläft. In Einzelfällen kann Epilepsie für die Schlafstörungen verantwortlich sein. In diesem Fall wird eine genaue Untersuchung durch den Neurologen notwendig.

Wenn alle nötigen Untersuchungen gemacht worden sind, körperliche und seelische Ursachen auszuschließen sind und auch sonst kein Grund für die bestehenden Schlafstörungen gefunden werden konnte, kann eine Untersuchung in einem Schlaflabor sinn-

---

[36] Vgl. Largo, Remo (2004): Babyjahre- Die frühkindliche Entwicklung aus biologischer Sicht, 7. Auflage, Piper Verlag München, Seite 139-152

voll sein und Abhilfe schaffen. Hier können die Ursachen vieler Schlafstörungen abgeklärt werden und so geeignete Therapieansätze oder Methoden gefunden werden. Das Kind verbringt dort in der Regel einige, wenige Nächte und wird während es schläft an verschiedene Geräte (EEG, EKG etc.) angeschlossen, all seine Bewegungen, Geräusche, der Atem, Herzschlag, die Sauerstoffsättigung des Blutes und vieles mehr wird überwacht und aufgezeichnet. Der Schlaf kann in seinen einzelnen Phasen überwacht und untersucht werden und mögliche Störfaktoren können erkannt werden. Alle Informationen zusammen gesehen ermöglichen es den untersuchenden Behandlern, sich ein genaues Bild über den Schlaf und das Schlafverhalten des kleinen Patienten zu machen[37].

6.5. Schlafstörungen beim Säugling und Kleinkind alternativ/ naturheilkundlich behandeln

Liegen keine körperlichen oder schwerwiegenden Erkrankungen vor, haben Hebammen durch ihre oft jahrelangen Erfahrungen und ihre spezielle Ausbildung viel wertvollen und leicht anzuwendenden Ratschlag parat. Auch die Homöopathie und anthroposophische Ansätze können sich günstig auf die bestehende Problematik auswirken. Die wichtigsten Möglichkeiten werden im Folgenden genannt.

Hilfreiche Ratschläge der Hebammen:

- Das Ruhebedürfnis eines Neugeborenen ist sehr hoch, die Familie sollte darauf Rücksicht nehmen, nur wenig Besuch empfangen, elektronische Geräuschquellen möglichst abschalten oder nur gedämpft hören sowie lärmende Geschwisterkinder vom Säugling fernhalten.
- Stillen kommt von „Still“: Deshalb hierbei keine Ablenkung, es sollte entspannt und in Ruhe geschehen, Geräuschquellen sind zu meiden.
- Ein regelmäßiger, immer gleich strukturierter Tagesablauf helfen dem Säugling, sich zurecht zu finden und besser zur Ruhe zu kommen. Man sollte einen möglichst gleich bleibenden Rhythmus von Essen, Schlafen, Spielen, Kuscheln und Wachen entwickeln und beibehalten.

---

[37] Vgl. Bundeszentrale für gesundheitliche Aufklärung (2014): Häufige Probleme des kindlichen Schlafs. Abgerufen am 25.06.2014 unter: http://kindergesundheit-info.de/themen/schlafen

- Immer gleiche Einschlafrituale wirken beruhigend und fördern das selbständige Einschlafen. Vor dem Schlafengehen sollte man sich nochmals Zeit für intensiven Kontakt mit dem Baby nehmen. Streicheln und Kuscheln wirken entspannend.
- Es wirkt beruhigend auf das Baby, wenn es sanft in den Schlaf gestreichelt oder mit einer Babymassage verwöhnt wird- hierzu eignet sich eine Bauchmassage mit handwarmem Lavendelöl am besten.
- Die Stimme der Eltern wirkt beruhigend und einschlaffördernd auf alle Kinder. Das Singen oder Summen eines Schlaflieds hilft, zur Ruhe zu kommen.
- Das Bereithalten eines Schmusetiers oder eines Schnuffeltuchs als Traumbegleiter kann die durch das Einschlafen bedingte Trennungsangst mildern.
- Das Baby sollte jeden Abend zum gleichen Zeitpunkt an den immer gleichen Ort zum Schlafen gelegt werden. Das Bett sollte ausschließlich Schlafplatz sein und kein Ersatz für ein Laufställchen und auch kein kleiner Spielplatz.[38]

<u>Anthroposophische Medizin, Schüssler Salze und Homöopathie bei Schlafstörungen des Säuglings und Kleinkindes:</u>

Unruhigen Kindern kann am Abend ein „Passiflora Kinderzäpfchen“ von Wala helfen. Inhaltsstoff ist der Extrakt der Passionsblume, welche beim Einschlafen hilft, wenn Nervosität, Überreiztheit oder Unruhe das zur Ruhe kommen verhindert.
Avena sativa comp. Streukügelchen von Weleda wirken beruhigend, wenn eine Überreizung vorliegt oder der Tag besonders aufregend war und sorgen dafür, dass Spannungszustände aufgrund von Erschöpfung, Übermüdung oder Reizüberflutung leichter überwunden werden können. Sie enthalten Pflanzenauszüge aus Hafer, Hopfen, Baldrian und Passionsblume und fördern so auf natürliche Weise das Einschlafen und das zustande kommen eines geregelten Tag-Nacht-Rhythmus.
Das Baden in warmem Wasser wirkt bei fast allen Kindern ermüdend und entspannend. Dieser Effekt kann durch den Zusatz von Calendula noch verstärkt werden– nach einem Tag voller neuer Eindrücke und Erfahrungen wirkt es ausgleichend und einschlaffördernd. Alternativ kann man auch ätherisches, naturreines Lavendelöl ins Wasser geben.

---

[38] Vgl. Laue, Birgit (2008): 1000 Fragen an die Hebamme, 1. Auflage, Gräfe und Unzer Verlag München, Seite 425-436

Eine sanfte Massage kann dem Baby abends ebenfalls helfen, zur Ruhe zu kommen. Vor dem Schlafengehen werden der Bauch oder alternativ die Arme und Beine des Kindes mit angewärmtem Pflegeöl eingerieben. Am besten eignen sich hierzu wegen ihrer entspannenden Eigenschaften Calendula- oder verdünntes Lavendelöl. Der Bauch wird im Uhrzeigersinn kreisend massiert, die Extremitäten werden sanft hand- bzw. fußwärts ausgestrichen. Auf jeden Fall sollte darauf geachtet werden, dass die Füße des Babys warm sind, bevor es zu Bett gebracht wird. Bei kalten Füßen eignet sich das Einreiben mit handwarmem Pflegeöl als Sofortmaßnahme, im Anschluss können Wollsöckchen angezogen werden.

Ebenfalls hilfreich: Bryophyllum argento cultum Rh Dil D3, eine alkoholfreie Zubereitung zur Überwindung von Unruhezuständen und Schlafstörungen bei Säuglingen und Kleinkindern.

Weitere passende Globuli können sein:

- bei Kindern, die im Schlaf häufig zucken und wieder aufschrecken, nicht ins Bett und schlafen wollen, obwohl sie müde sind und am liebsten stundenlang herumgetragen werden möchten empfiehlt sich Chamomilla D12
- für unruhig schlafende Kinder, die Angst vor der Dunkelheit und dem Alleinsein haben oder schlecht träumen ist Stramonium D12 geeignet
- Kindern, die aufgrund der temporären Trennung nachts von den Eltern (Trennungsangst) nicht einschlafen möchten, kann Phosphorus D12 helfen
- wacht das Kind mitten in der Nacht auf, ist gut gelaunt und lebhaft, eignet sich Cypripedum pubecens D6
- hat das Kind tagsüber viel erlebt und kann aufgrund von vielen (auch schönen) Gedanken nicht zur Ruhe finden, ist Coffea Arabica D12 das Mittel der Wahl[39]
- als hilfreich erwiesen haben sich auch spezielle Globuli aus dem Blut der eigenen Nabelschnur, welche in vielen Apotheken, die sich auf Homöopathie spezialisiert haben, hergestellt werden können (hierzu muss die gekühlte Plazenta möglichst bald im Anschluss an die Geburt, spätestens aber am darauffolgenden Tag dort abgegeben werden)[40].

---

[39] Vgl. Weber, Monika (1998): Sanfte Hilfe für Kinder- Homöopathie, 1.Auflage, Falken Verlag Niedernhausen, Seite 91-92

[40] Vgl. Enning, Cornelia (2003): Heilmittel aus Plazenta, 1. Auflage, Verlag Books on Demand, Seite 23-31

Homöopathische Globuli sind auch schon für Säuglinge geeignet und werden einfach in die Backentasche gelegt(jeweils 3-5 Stück, in Absprache mit dem Heilpraktiker). Es sollte darauf geachtet werden, dass die Globuli möglichst nicht mit den eigenen Händen oder Metalllöffeln, sondern nur mit Plastiklöffeln berührt und damit an Ort und Stelle gebracht werden (die Wirkstoffe befinden sich nur auf der äußeren Haut der Kügelchen und können deshalb leicht abgetragen werden).

Gute Erfolge und das gänzlich frei von Nebenwirkungen können bei Kindern auch mit Schüßler Salzen erreicht werden. Die biochemischen Salze helfen dabei, zu entspannen und lassen Körper und Geist zur Ruhe kommen. Sollte das Kind abends unruhig sein und nicht zur Ruhe kommen können, löst man 5-10 Tabletten in einem Glas mit warmem Wasser auf. Die fertige Lösung flößt man dem Kind dann tropfenweise alle 2-5 Minuten ein, bis sich Besserung einstellt. Zum Umrühren unbedingt einen Plastik- und keinen Metalllöffel verwenden, da Metall mit den Salzen reagieren kann und die Lösung damit zwar nicht schädlich, aber unwirksam wird. Nachfolgend aufgezählt werden weitere Schüßler Salze, welche bei Schlafstörungen wirksam sind und mit dieser Methode angewandt werden können:

- Mittel der ersten Wahl ist immer Kalium phosphoricum Nr. 5 D6-Potenz
- ist nach vier Tagen keine Besserung eingetreten, wird das Verfahren mit Magnesium phosphoricum Nr. 7 D6-Potenz fortgeführt
- Schläft das Baby zwar leicht ein, wacht aber regelmäßig mitten in der Nacht wieder auf um dann nur schwer wieder einzuschlafen, kann Natrium sulfuricum Nr. 10 D6-Potenz, Abhilfe schaffen
- Das Einreiben des Babybauchs beim letzten Wickeln am Abend mit warmen Händen und Magnesium-phosphoricum-Salbe Nr. 7 wirkt ausgleichend und einschlaffördernd[41]

7. Hilfsangebote bei Regulationsstörungen

Eine fehlende Unterstützung der Eltern bei der Behandlung der frühkindlichen Regulationsstörung führt zur Irritation der Mutter-Kind-Bindung und zur Entstehung einer unsicheren oder gestörten Bindungsorganisation. Das Kind verzichtet in schwierigen Situati-

[41] Vgl. Heepen, Günther (2001): Schüßler-Salze – 12 Mineralstoffe für die Gesundheit. 1. Auflage, Gräfe und Unzer Verlag München, Seite 80-81

onen dann auf die zu Hilfenahme seiner Bindungsperson und lernt schon innerhalb des ersten Lebensjahres mehr oder weniger gut, mit Stresssituationen und psychischen Belastungen alleine zurecht zu kommen. Auf die Bindungs- bzw. Bezugsperson als „sicherer Hafen“ wird verzichtet. Diese nicht altersangemessene Bewältigungsstrategie wird auf Kosten der kindlichen Autonomie und emotionalen Sicherheit erreicht und beeinträchtigt einen gesunden, psychosozialen Entwicklungsverlauf. Die therapeutische Unterstützung des Eltern-Kind-Paares sowie passende therapeutische Maßnahmen wirken korrigierend und entlastend auf das gestörte Bindungsverhalten ein und können meist eine Verbesserung der Eltern-Kind-Beziehung und somit auch der emotionalen Entwicklung des Kindes erreichen. All dies wiederrum fördert die Entstehung eines stabilen Bindungsverhaltens des Kindes an seine Eltern. Ein gestörtes Bindungsverhalten gilt in der Literatur zwar nicht als Psychopathologie, wohl aber als Risikofaktor für die weitere psychische und soziale Entwicklung des Kindes.

Säuglinge und Kleinkinder sind von Natur aus aufgeschlossen, lernwillig, neugierig, kooperativ und kreativ. Genauso oft können sie allerdings eigensinnig, unberechenbar und schwierig reagieren. Das Verhalten von Babys und Kleinkindern, mit denen sprachlich noch nicht kommuniziert werden kann, ist für Erwachsene oftmals nur schwer nachzuvollziehen- insbesondere dann, wenn Probleme oder schwieriges Verhalten auftreten, deren Grund nicht zu erkennen oder aus dem Zusammenhang heraus zu ermitteln ist. Es sind in den letzten Jahren zwar jede Menge Fachbücher und Elternratgeber erschienen, die über die frühkindliche Entwicklung informieren und Erziehungsratschläge bereithalten, bei Problemen sind Eltern dennoch häufig auf die praktische Hilfe von Ärzten, Therapeuten oder Pädagogen angewiesen. Die Unterstützung, die Eltern innerhalb der Familie erfahren, reicht oft nicht mehr aus, wenn das Kind Verhaltensauffälligkeiten ausbildet oder Probleme in der Verhaltensregulation zeigt. Professionelle Hilfe bieten hier Eltern-Kind-Beratungsstellen oder Eltern-Kind-Therapien.

Die Bedeutung frühkindlicher Regulationsstörungen wurde in Deutschland– wie in vielen anderen europäischen Ländern– lange Zeit verharmlost. Entsprechend fehlten professionelle Beratungs- und Therapieangebote für betroffene Eltern und deren Kinder. 1991 entstand in München die „Münchener Sprechstunde für Schreibabys“- die erste Ambulanz in Deutschland, in der Familien von einem multiprofessionellen Team von Ärzten und Psychologen unterstützt, beraten und begleitet werden. „Zwischen 1991 und 2003 wurden 2.500 Familien zur diagnostischen Abklärung, Beratung und Behandlung in die Schreiambulanz überwiesen. Der Behandlungsbedarf von frühkindlichen Regulationsstörungen wurde auch in anderen Regionen, wie z. B. in der Elternberatung an der Fachhochschule in Potsdam oder am Universitätsklinikum in Frankfurt am Main durch

Untersuchungen bestätigt (Ludwig-Körner et al. 2001, Hédervári-Heller 2007)." In den letzten Jahren lässt sich ein enormer Zuwachs an Angeboten der Eltern-Kind-Beratung und Therapie sowohl im pädagogischen als auch im klinischen Bereich beobachten.
Eltern erhalten ambulante und- sofern notwendig- stationäre Unterstützung in Kinderpsychiatrien oder Kliniken für Kinderpsychosomatik, in Mütterzentren, Erziehungsberatungsstellen und Kindertherapeutischen Praxen.[42]
Professionelle Hilfe findet man außerdem in allen Bereichen des Gesundheits- und Beratungssystems:
Zur Unterstützung und Einleitung von Hilfsmaßnahmen im Bedarfsfall verpflichtet sind Ärzte- ganz gleich ob Krankenhaus-, Haus-, Frauen- oder Kinderarzt, Hebammen, Jugendgesundheitsdienste, Ehe- und Familien-Beratungsdienste, Therapeuten, Kriseninterventionseinrichtungen (wie Kliniken, Krisenambulanzen, Schreibaby-Ambulanzen, Sprechstunden für Schreibabys, Mütterzentren, Mutter-Kind-Stationen in Psychiatrien), Kindernotdienste, der Kinderschutzbund und andere mehr. Sie alle bieten Hilfestellung und Behandlung für betroffene Kinder und deren Eltern an. In einigen deutschen Bundesländern ist der Kinder- und Jugendgesundheitsdienst sogar von seinem Auftrag her gesetzlich verpflichtet, sich bei Eltern von Neugeborenen zu melden und seine Hilfe anzubieten.
Man sollte sich als Betroffener in keinem Fall scheuen, rechtzeitig Hilfe in Anspruch zu nehmen, bevor man als Elternteil selbst unter starker Erschöpfung oder andauernder Gereiztheit leidet- die Erfahrung zeigt, dass Kindesmisshandlungen am häufigsten durch extrem gestresste Eltern erfolgen. Studien belegen, dass etwa 80 Prozent der Eltern, deren Kind wegen eines Schütteltraumas behandelt wurde, ihr unter einem Jahr altes Baby zunächst geschüttelt und dann sogar geschlagen haben, weil es ständig schrieblankes Entsetzen und grenzenlose Scham über das eigene Tun sind dann die Folge.[43]

---

[42] Vgl. Hédervári-Heller, Eva (2008): Frühkindliche Entwicklung und Störungen der Verhaltensregulation,Theoretische Überlegungen und Behandlungsmöglichkeiten. Newsletter Nr. 2/08 der Deutschen Liga für das Kind, abgerufen am 30.06.2014 unter: http://liga-kind.de/fruehe/208_hedervari-heller.php

[43] Vgl. Diederichs, Paula, Olbricht, Vera (2002): Unser Baby schreit so viel!, 1. Auflage, Kösel Verlag München, Seite 33-38

7.1. Therapeutische Ansätze

Die erste Ambulanz, die in Deutschland speziell Hilfe für Eltern mit Kindern mit Regulationsstörungen angeboten hat war die 1991 von Mechthild Papoušek am Kinderzentrum in München eröffnete "Münchner Sprechstunde für Schreibabys".
Inzwischen gibt es Sprechstunden oder Ambulanzen für Schreibabys in allen größeren, deutschen Städten sowie in Kinderkliniken, Kinderpsychiatrien, in Kindertherapeutischen Praxen und entsprechenden Beratungsstellen.
Man geht davon aus, dass beim exzessiven Schreien mehrere Faktoren zusammen spielen und mehrere Bereiche der Verhaltensregulation und der Eltern-Kind-Beziehung betroffen bzw. gestört sind. Die Ursachen bestehen beispielsweise im Stress, dem ein Säugling unter der Geburt ausgesetzt war, Streß der Mutter während der Schwangerschaft, in anderen Belastungsfaktoren der Eltern oder in Regulations- und Anpassungsstörungen beim Kind. Die moderne Säuglingsforschung geht davon aus, dass das viele Schreien Ausdruck einer verzögerten Verhaltensregulation ist: Diese Kinder haben nach der Geburt große Schwierigkeiten, sich zurecht zu finden und die neuen Reize zu verarbeiten. Das viele Schreien ist Ausdruck ihrer Überreizung und dient in manchen Fällen auch dem Spannungsabbau. Zu diesen frühen Regulationsstörungen gehören Schlafstörungen, Fütterungsstörungen, das exzessive Schreien, starkes Trotzen, übermäßiges Klammern, aggressives Verhalten, Spielunlust sowie ausgeprägte Unruhe. Intrafamiliäre Probleme und Konflikte sowie Störungen in der Eltern-Kind-Bindung verstärken diese Störungen noch. Der Begriff Schreiambulanz ist darum in den meisten Fällen nicht mehr zutreffend, weil die ganze Palette frühkindlicher Regulationsstörungen behandelt wird. Alle betroffenen Bereiche müssen betrachtet und zusammen behandelt werden.
Bei der Behandlung des exzessiven Schreiens sowie anderer Anpassungs- und Entwicklungsstörungen in Schreiambulanzen und Tageskliniken stehen die Beziehung und Bindung von Eltern und Kind sowie die statt findenden Interaktionen im Fokus der therapeutischen Arbeit. So werden beispielsweise Alltagssituationen wie Spielen, Füttern und Wickeln auf Video aufgezeichnet, wodurch die Eltern die Möglichkeit haben, spezielle Kompetenzen des Kindes zu erkennen und Möglichkeiten zu erarbeiten, diese zu unterstützen. Außerdem können die Eltern Themen einbringen, die scheinbar nicht direkt mit den Verhaltensauffälligkeiten des Kindes zusammen hängen, sie erhalten paartherapeutische Unterstützung und Hilfe, um vorhandene Ressourcen zu mobilisieren. Führt dies nicht zum gewünschten Erfolg, werden weitere therapeutische Maßnahmen wie etwa Psychotherapie, Paartherapie oder stationäre Behandlung empfohlen.
Im stationären bzw. teilstationären Bereich gliedert sich die Behandlung häufig in vier verschiedene Phasen:

1. Entlastung der Eltern durch Übernahme von Betreuungsaufgaben. Dadurch können Eltern z.B. Schlaf nachholen oder eigene Bedürfnisse wahrnehmen. Beruhigung der Eltern- man beschäftigt sich mit der Problematik und es gibt Hilfe.
2. Beginn der Diagnostik (u.a. Videoaufnahmen, tiefergehende Interviews der Eltern)
3. Beginn der Beratung/ Therapie. Schrittweise Rückgabe der Kompetenzen an die Eltern (Füttern zu einer Mahlzeit, dann zu Zweien, ...). Gegebenenfalls Anleitung zum Umgang mit dem Kind. Stärkung der elterlichen Kompetenzen durch positive Verstärkung.
4. Suche nach Übertragungsmöglichkeiten für den Alltag (wie soll es zu Hause weiter gehen, was kann für den praktischen Umgang daheim an Hilfen mitgenommen werden) und Ablösung (Entlassung und ambulante Nachsorge).[44]

Ermutigend ist, dass die behandelten, frühkindlichen Regulationsstörungen sowie die behandelten Beziehungsstörungen zwischen Eltern und Kind eine durchweg gute Prognose haben. So hat die Praxis gezeigt, dass ungünstige Lebensumstände in früher Kindheit nicht unbedingt zu späteren Persönlichkeitsstörungen, Beeinträchtigungen in der Persönlichkeitsentwicklung oder sonstigen Entwicklungsstörungen führen müssen. Offenbar kann man von einer erstaunlichen Erholungskraft ausgehen, mit deren Hilfe die Langzeitwirkungen ungünstiger frühkindlicher Erfahrungen gemildert oder sogar überwunden werden können, werden diese rechtzeitig unter professioneller Anleitung behandelt.[45]

7.2. Weitere Hilfen

Mittlerweile bietet auch das Internet eine Übersicht von diversen Hilfe-Seiten für Eltern an. Im Folgenden werden die wichtigsten Internetseiten aufgeführt. Hier finden Eltern nicht nur die wichtigsten Informationen zum Thema, sondern auch Adressen von Beratungsstellen, Ambulanzen und anderen professionellen Ansprechpartnern:

---

[44] Vgl. Hiermann, P. (2004): Leitfaden für die Stationäre Behandlung von Familien mit Kindern mit Regulationsstörungen der Universitätsklinik Leipzig. Abgerufen am 29.07.2014 unter: www.kik.uniklinikum-leipzig.de

[45] Vgl. Dornes, Martin (2011): Der kompetente Säugling. Die präverbale Entwicklung des Menschen, 13. Auflage, Fischer Verlag Frankfurt am Main, Seite 21-25

http://www.schreiambulanz.de/
http://www.prokind.de/eltern/verzeichnisse/schreiambulanzen.html
http://www.leben-und-erziehen.de/baby/entwicklungskalender/erste-hilfe-fuer-schrei-babys
http://www.trostreich.de/Start/start.html
http://ww.wellcome-online.de

Nachfolgend noch einige Adressen renommierter Beratungsstellen:

- "Menschenskind", Beratungsstelle für Eltern mit Säuglingen und Kleinkindern, Diplom Psychologin Renate Barth, Hamburg, Tel: 040-6520012
- Beratungsstelle für Eltern und Babys, die sich nicht beruhigen lassen, Institut für Entwicklungspsychologie, Dr. Mauri-Fries, Leipzig, Tel: 0341-9735920
- Beratungsstelle für Familien mit Säuglingen und Kleinkindern, Dr. Éva Hédervári, Dr.Martina Malinowski, Potsdam, Tel:030-8430352
- Kinderzentrum München, Prof. Dr. med. Volker Mall, Tel: 089 710090
- SPZ Frankfurt Mitte, Tel: 069.943 40 95-0

8. Fazit

Es ist nicht leicht, sich in folgende Situation hineinzuversetzen: Es ist 19 Uhr. Das Baby schreit seit über einer Stunde herzzerreißend und lässt sich durch nichts beruhigen. Man weiß genau, dass auch in den nächsten Stunden kein Ende in Sicht ist- das Kind schreit abends immer um die gleiche Zeit, stundenlang, ohne Unterbrechung. Der Kinderarzt wusste bisher auch keinen Rat, rät, sich in Geduld zu üben, diagnostiziert Blähungen, gegen die es ja auch kein Patentrezept gibt. Das Kind isst zunehmend schlechter und auch von durchschlafen kann keine Rede sein- wenn es nachts mehrmals erwacht, braucht es trotz der Hilfe der Eltern und aufwändigen Beruhigungsversuchen regelmäßig eine halbe Stunde und länger, um wieder einschlafen zu können.
Zustände wie dieser sind nicht selten und betreffen- je nach Symptomatik und Ausprägungsgrad- etwa 3-29 % aller Säuglinge im Alter bis zu drei Monaten[33]. Es ist verblüffend, zu welchen Leistungen Eltern in derart anstrengenden Lebensabschnitten fähig sind. Das Schreibaby ist ein häufiger Vorstellungsgrund in Kinderarztpraxen - umso erstaunlicher ist die Tatsache, dass häufig noch Dreimonatskoliken diagnostiziert werden (die es so laut neuestem Forschungsstand nicht gibt!) und die Eltern mit ihrem kräftezehrenden Problem im weiteren Verlauf dann doch wieder alleine dastehen.

Auch wenn sich so ein Zustand "nur" über ca. drei Monate hinzieht, kann man verstehen, dass die Eltern erschöpft und gereizt sind und in Einzelfällen die Fassung verlieren. Umso wichtiger erscheint es, über Regulationsstörungen aufzuklären. Es gilt, durch bessere Information und gute Diagnostik Überforderungs- und Erschöpfungszuständen vorzubeugen, Schuld- und Ohnmachtsgefühle zu verhindern und Versagensängste der Eltern zu minimieren, um eine Negativspirale in der Interaktion mit dem Säugling bzw. dem Kind vorzubeugen. Wichtig ist auch, zu wissen, dass kein Kind schreit, weil es die Eltern einfach nur nerven möchte- es gibt keine kleinen "Terroristen". Das Weinen eines Kindes hat immer eine Ursache, sei es Hunger, eine volle Windel, Müdigkeit oder Überreiztheit. Das Kind weint nicht, um die elterlichen Nerven zu strapazieren, sondern weil es aus irgendeinem Grund verzweifelt ist und sich nicht anders mitteilen kann. Auch hier müssen Eltern dabei unterstützt werden, die Signale ihres Kindes richtig zu deuten. Die organische Abklärung von Ursachen, die bei einem Schreikind zugrunde liegen können, bleibt nach wie vor den Kinderärzten überlassen. Für die Behandlung der psychischen und sozialen Faktoren braucht es allerdings noch mehr gut geschulte Psychologen, Erzieher und Therapeuten und allgemein zugängliche Informationen zu speziell diesem Thema. Nur durch ein gut funktionierendes, multiprofessionelles Ineinandergreifen aller Behandler und Ansprechpartner ist gewährleistet, dass betroffenen Eltern ausreichend über die erste, schwierige Lebensphase mit ihrem Kind hinweggeholfen werden kann. Nur so kann Spätfolgen wie Entwicklungsverzögerungen- oder störungen, Kindesmisshandlungen, Vernachlässigung oder Erschöpfungszuständen auf Seite der Eltern vorgebeugt werden.

Zusammenfassend bleibt zu sagen, dass Regulationsstörungen in all ihren verschiedenen Formen und Ausprägungsgraden zu behandeln sowie die oft gestörte Eltern-Kind-Bindung wieder zu festigen eine große Herausforderung für alle Behandelnden und auch für die Eltern selbst ist. Eine Herausforderung jedoch, die man gerne annehmen sollte und für die anzustrengen sich lohnt: Die Prognose der Therapien ist gut, in allen Fällen wird eine deutliche Entlastung der Eltern erreicht, die Koregulation zwischen Eltern und Kind verbessert sich, die Eltern finden sich wieder in der ihnen zugedachten Rolle zurecht: eine sichere Basis zu sein für ihr Kind, das mit ihrer Hilfe von klein auf lernen kann, schwierige Situationen angemessen zu meistern. Die gelingende Beziehung zwischen Eltern und Kind stellt wieder einen interaktiven Repair nach Microfrustrationen des Säuglings dar und das Kind lernt, immer öfter auch durch sich selbst Ruhe zu finden[46].

Es bleibt zu hoffen, dass es künftig eine noch tiefgreifendere und bessere Information der Eltern durch Kinderärzte und andere Erstbehandler, die bei Problemen mit dem Säugling konsultiert werden, geben wird. Information und Wissen um die Sachverhalte beruhigen und können Sicherheit im Umgang mit dem Problem geben. Dies kann im günstigsten Fall die Hemmschwelle Betroffener senken, so dass Eltern sich in Konflikt- und Problemsituationen rechtzeitig fachlich angemessene Hilfe einfordern können und diese auch umgehend erhalten, bevor sich schwerwiegende Störungen manifestieren oder die Eltern-Kind-Beziehung nachhaltigen Schaden nimmt.

Abschließen kann man das Thema an dieser Stelle mit einem passenden Zitat von Jean Paul: "Schaffet die vielen Tränen der Kinder ab! Langes Regnen ist den Blüten schädlich.“

[46]Vgl. von Hofacker, Nikolaus(2012): Frühe Beziehungsstörungen – ihre Behandlung und Prognose im Hinblick auf das Schulalter. Abgerufen am 31.07.2014 unter: http://klinikhochried.de/media/files/downloads/Fruehe_Beziehungsstoerungen__Dr._v._Hofacker.pdf

Quellenverzeichnis

Bolten, Margarete (2010): Regulationsstörungen der frühen Kindheit: Diagnostische Grundlagen, Behandlungskonzepte und –methoden, abgerufen am 06.06.2014 unter: http://dgvt-fortbildung.de/interaktive-fortbildung/archiv-der-fachartikel/archiv/m-bolten-2010-regulationsstoerungen-der-fruehen-kindheit/

Bolten, Margarete, Möhler, Eva, von Gontard, Alexander(2012): Psychische Störungen im Säuglings- und Kleinkindalter. Regulations- Fütter- und Schlafstörungen. 1. Auflage, Hogrefe Verlag Göttingen

Bördlein, Ingeborg (2008): Wenn das Kind nichts essen will, Springer Verlag, abgerufen am 24.06.2014 unter: http://aerztezeitung.de/medizin/krankheiten/neuro-psychiatrische_krankheiten/essstoerungen/article/502261/wenn-kind-nichts-essen-will.html

Bundeszentrale für gesundheitliche Aufklärung (2014): Häufige Probleme des kindlichen Schlafs. Abgerufen am 25.06.2014 unter: http://kindergesundheit-info.de/themen/schlafen

De Weerth, Carolina et al (2012): Intestinal Microbiota of Infants With Colic: Development and specific Signatures. Pediatrics 2013, Vol.131, No.2

Deutsche Gesellschaft für Kinder- und Jugendpsychiatrie und Psychotherapie (2003): Leitlinien zur Diagnostik und Therapie von psychischen Störungen im Säuglings-, Kindes- und Jugendalter, 2. überarbeitete Auflage, Deutscher Ärzte Verlag Köln-Lövenich

Diederichs, Paula, Olbricht, Vera (2002): Unser Baby schreit so viel!, 1. Auflage, Kösel Verlag München

Dornes, Martin (2011): Der kompetente Säugling. Die präverbale Entwicklung des Menschen, 13. Auflage, Fischer Verlag Frankfurt am Main

Dornes, Martin (2014): Die emotionale Welt des Kindes, 6. Auflage, Fischer Verlag Frankfurt a.M.

Enning, Cornelia (2003): Heilmittel aus Plazenta, 1. Auflage, Verlag Books on Demand

Garrison, Michelle, Christakis, Dimitri (2000): A Systematic Review of Treatments for Infant Colic. Pediatrics 2000, Vol. 106, No. 1, Seite 184-190, abgerufen am 22.07.2014 unter: http://pediatrics.aappublications.org/content/106/Supplement_1/184.full.html

Hédervári-Heller, Eva (2008): Frühkindliche Entwicklung und Störungen der Verhaltensregulation,Theoretische Überlegungen und Behandlungsmöglichkeiten. Newsletter Nr. 2/08 der Deutschen Liga für das Kind, abgerufen am 30.06.2014 unter: http://liga-kind.de/fruehe/208_hedervari-heller.php

Heepen, Günther (2001): Schüßler-Salze – 12 Mineralstoffe für die Gesundheit. 1. Auflage, Gräfe und Unzer Verlag München

Herman, Martin und Le, Audrey (2007): The Crying Infant. Emergency Medicine Clinics of North America, Ausgabe 12

Hiermann, Peter (2004): Leitfaden für die Stationäre Behandlung von Familien mit Kindern mit Regulationsstörungen der Universitätsklinik Leipzig. Abgerufen am 29.07.2014 unter: http://kik.uniklinikum-leipzig.de

Hofacker, Nikolaus von (2012): Frühe Beziehungsstörungen – ihre Behandlung und Prognose im Hinblick auf das Schulalter. Abgerufen am 31.07.2014 unter: http://klinikhochried.de/media/files/downloads/Fruehe_Beziehungsstoerungen__Dr._v._Hofacker.pdf

Imlau, Nora (2013): Das Geheimnis zufriedener Babys, 1. Auflage, Gräfe und Unzer Verlag München

Largo, Remo (2004): Babyjahre- Die frühkindliche Entwicklung aus biologischer Sicht, 7. Auflage, Piper Verlag München

Laue, Birgit (2008): 1000 Fragen an die Hebamme, 1. Auflage, Gräfe und Unzer Verlag München

National Center for Infants, Toddlers and Families (Hrsg.)(1999): Diagnostische Klassifikation: 0 - 3. Seelische Gesundheit und entwicklungsbedingte Störungen bei Säuglingen und Kleinkindern. 1. Auflage, Springer Verlag Wien

Papousek, Margarete, von Hofacker, Nikolaus (1998): Persistent crying in early infancy: a non-trivial condition of risk for the developing mother-infant relationship. Child Care Health Development September 1998, Seite 395-424, abgerufen am 22.07.2014 unter: http:// ncbi.nlm.nih.gov/pubmed/9728285

Papoušek, Mechthild, Schieche, Michael, Wurmser, Harald(2004): Regulationsstörungen der frühen Kindheit. Frühe Risiken und Hilfen im Entwicklungskontext der Eltern-Kind-Beziehungen, 1. Auflage, Verlag Hans Huber, Bern

Prekop, Jirina (2004): „Schlaf Kindlein- verflixt noch mal!: So können Sie und Ihr Kind ruhig schlafen", 3. Auflage, Kösel Verlag 2004

Rudolf, Gerd, Cierpka, Manfred (2005): Psychotherapeutische Medizin und Psychosomatik, 5.Auflage, Thieme Verlag Stuttgart

Schellenberg, Isabella und Christian (2012): Kinderkrankheiten von A-Z, 2.Auflage, Trias Verlag Stuttgart

St. James-Roberts, Ian und Halil, Tony (1991): Infant crying patterns in the first year: Normal community and Clinical Findings. In: J. Child Psychol. Psychiatry Vol. 32, No.6

van Jzendoorn, I., Hubbard,F. (2000): Are infant crying and maternal responsiveness during the first year related to infant-mother attachment at 15 months? Attachement and human development, Dezember 2000, No.3, Seite 371-391, abgerufen am 29.07.2014 unter: http://www.ncbi.nlm.nih.gov/pubmed/11708224

Voitl, Peter (2012): Kinderkrankheiten von A-Z, 1. Auflage, Verlagshaus der Ärzte Wien

Weber, Monika (1998): Sanfte Hilfe für Kinder- Homöopathie, 1.Auflage, Falken Verlag Niedernhausen